主　編◎錢超塵　楊東方
副主編◎楊明明　張　勛

日狩谷望之輯復本《神農本草經》
清道光顧觀光輯復本《神農本草經》
清道光黃奭輯復本《神農本草經》

《神農本草經》版本通鑒
第二册

北京科學技術出版社

圖書在版編目（CIP）數據

《神農本草經》版本通鑒. 第二册 / 錢超塵，楊東方主編. -- 北京：北京科學技術出版社，2025.

ISBN 978-7-5714-4360-3

Ⅰ. R281.2

中國國家版本館CIP數據核字第202540JT62號

策劃編輯： 侍　偉　吴　丹

責任編輯： 劉　雪　吴　丹

責任校對： 賈　榮

責任印製： 李　茗

出 版 人： 曾慶宇

出版發行： 北京科學技術出版社

社　　址： 北京西直門南大街16號

郵政編碼： 100035

電　　話： 0086-10-66135495（總編室）　0086-10-66113227（發行部）

網　　址： www.bkydw.cn

印　　刷： 北京建宏印刷有限公司

開　　本： 787 mm × 1092 mm　1/16

字　　數： 123千字

印　　張： 39

版　　次： 2025年6月第1版

印　　次： 2025年6月第1次印刷

ISBN 978-7-5714-4360-3

定　　價： **398.00元**

《〈神農本草經〉版本通鑒》編纂委員會

主　編　錢超塵　楊東方

副主編　楊明明　張　勛

編　委　楊興亮　錢沛涵　付　鵬　莊文元　蘇星菲　王翠翠　陳一凡　王瑞澤
　　　　韓宇昌　周寧軼　明　揚

前言

《神農本草經》，又名《神農本草》《本草經》。該書熔鑄了漢以前歷代醫藥學家的勞動成果，東漢時彙編成書，是最早的藥物學著作，一向被視爲醫學經典之一。惜早已散佚。學術界普遍認爲，最早輯佚此書的是南宋王炎（一一三七—一二一八）。惜其輯本已不存，只有《本草正經序》傳世，全文如下：

《本草》舊三卷，藥三百六十有五種。梁陶弘景附《名醫别録》，亦三百六十有五種，分七卷。唐顯慶中，蘇恭增百十有四種。國朝開寶中，盧多遜重定，增百三十有二種。嘉祐中掌禹錫補注，附以新補八十有二種，新定十有七種，合一千七十有六種，分爲二十有一卷。新舊混并，經之本文遂晦。今摭舊輯爲三卷，序之曰：

衣有蔽膝，樽有玄酒，樂有土鼓、葦籥存古也。存古者何？不忘初也。世莫古于上古，人莫聖于三皇。伏羲有《易》，神農有《本草》，黄帝有《素問》等書，醫在後世爲方技，古則聖人濟天下之仁術也。古書竹簡火于秦，《易》以卜筮存，《本草》《素問》以方技存，其天乎！西漢去古未遠，班固《藝文志》序醫四種，三十有六家，獨弃《本草》不録。淮南王安曰：神農嘗百草滋味，一日遇七十毒，醫方始興。時重樓緩少誦醫經本草方，衍數十萬言。平帝元始五年，舉天下通醫術者，吏爲駕軺傳，遣詣京師。時本草如此，固不可録，何也？梁《七録》始載《神農本草》三卷。或者謂初未著文字，師學相傳，謂之本草，頗疑其不然。今考其書，論藥性温凉、味甘苦多异，殆古人所附益，非本文。

古之人能謹起居、薄滋味、寡嗜欲，故受病少。醫又神聖，則用藥三百六十五種有餘矣。後之人不能攝生，風、濕、寒、暑侵其肌膚，勞苦無極，弊其筋骨，飲啖無度，傷其腸胃，嗜欲無已，竭其精髓，故受病多。醫又工非和、緩，巧非扁鵲、倉公，故用藥一千七十有六種，而猶若不足。是以刪取本文三篇以存古，又以儆庸醫。和、緩已遠，扁、倉不生，藥視古三倍，庸醫借此射利。幸而中，攘臂有矜色。不中，病者死。醫蓋自如，與操刃殺人者相去幾何？噫！（《雙溪文集》卷九，舒大剛主編《宋集珍本叢刊》第六十三册，綫裝書局，二〇〇四年版，第一二三—一二四頁）

王炎在序中主要闡述了輯佚的原因，至于輯佚的方法、使用的材料等都未涉及，這是十分遺憾的。

現存最早的輯本爲明盧復的輯本。到了清代，輯本更多，現存的有康熙二十六年（一六八七）過孟起輯本（殘）、嘉慶四年（一七九九）二孫（孫星衍、孫馮翼）合輯本、道光二十四年（一八四四）顧觀光輯本、道咸年間黄奭輯本、光緒十年（一八八四）王闓運輯本、光緒十八年（一八九二）姜國伊輯本、光緒二十年（一八九四）王仁俊輯本等。同時，日本也産生了很多輯本，現存的有日本寛政八年（一七九六）丹波元簡輯本、日本文政七年（一八二四）狩谷望之輯本、日本嘉永七年（一八五四）森立之輯本等。由于輯者的認識不同，各種輯本在卷帙、内容等方面存在一定的差异。爲了更好地呈現《神農本草經》的面貌，在錢超塵先生的帶領下，我們對民國及以前的重要版本加以彙編、影印，并附以提要。

楊東方

目録

日狩谷望之輯復本《神農本草經》

楊東方

提要

狩谷望之（一七七五—一八三五），本姓高橋，二十五歲時因過繼給狩谷保古，遂更姓狩谷，名望之，字卿雲，號掖齋、蟫翁、六漢老人。他是日本著名學者，擅長日本古代文化、制度的考證，對中國古代文化亦造詣精深，其著作有《本邦度量衡權考》《古京遺文》《和名類聚抄箋注》《日本靈异考證》等。（董康著，王君南整理《董康東游日記》卷三《狩谷掖齋墓志銘》，上海人民出版社，二〇一八年版，第八十五—八十六頁）日本學者岡千仞和中國學者楊守敬拜訪經學大師俞樾時，俞樾『問日東大家』，楊守敬舉狩谷望之爲第一，并云：『森養竹傳其學，爲方今名家。』森養竹，即森立之。岡千仞雖不完全認同楊氏之觀點，但也贊同狩谷于考據學之成就：『夫學，豈考據之謂乎？若曰考據，掖齋爲第一，可也。至舉養竹，阿所好，亦甚矣。』（〔日〕岡千仞著，張明杰整理《觀光紀游・觀光續紀・觀光游草》，商務印書館，中國旅游出版社，二〇一七年版，第五十一—五十二頁）

狩谷望之還是著名藏書家，和、漢書籍兼收，藏書豐富，多善本。《日本訪書志緣起》：『此下則以近世狩谷望之求古樓最富。雖其楓山官庫、昌平官學所儲亦不及也。』（中華書局編輯部編《宋元明清書目題跋叢刊・十九・清代卷第十三册》，中華書局，二〇〇六年版，第六頁）其藏書印有『清賞文庫』

『湯島狩谷氏求古樓圖書記』『掖齋』『清裳堂藏書』等。

狩谷望之于文政七年（一八二四）輯復《神農本草經》，并撰寫自序，其落款爲『時文政七年十一月廿日湯島狩谷望之志』。狩谷望之在自序中闡述了他輯復《神農本草經》的原因：一方面世人重視《本草綱目》以至于『諸家本草，殆束高閣』；另一方面他認爲盧復本并不理想，盧復本『特據李時珍説，定上、中、下品』『字句亦皆依李氏所引，無一字校之《證類》本者』。

『字句亦皆依李氏所引，無一字校之《證類》本者』的説法不實，具體見盧復本提要。盧復未説明輯録的來源多讓世人誤解，而狩谷望之則明確説明其輯録的來源：『余忘譾漏（陋），取《證類》本所載白字録之』。

狩谷望之所批評的『據李時珍説，定上、中、下品』需要具體分析。狩谷望之在該句下有注，先引用了李時珍的説法：『李時珍曰：《神農本草》，藥分三品，陶氏《别録》，倍增藥品，始分部類。又《綱目·序例》載《本草經》上品藥百廿品、中品藥百廿品、下品藥百廿五品目録，盧氏輯本全依之，以上品藥爲上經，以中品藥爲中經，以下品藥爲下經，以充《本經》三卷之數。』然後他又進行了反駁：『按陶弘景序後曰：《本草經》卷上，序藥性之源本，論病名之形診，題記品録，詳覽施用；卷中玉石草木三品；卷下蟲獸果菜米食三品。則知《本草經》舊于部分中别上、中、下之品也。若部分創于陶氏，則其所言不宜如是，李氏之説恐誤。』所以狩谷望之輯復《神農本草經》時將理論置于卷上，將藥物置于卷中和卷下。且『據《證類本草》《本草和名》《千金翼方》考之，上品藥百四十二種，中品藥百十四種，下品藥百五種，唐本退藥六種』，輯出藥物三百六十七種，但問題在于，『定上、中、下品』并不是李時珍自撰，陶弘景《本草經集注・自序》就有『以《神農本經》三品合三百六十五』的説法（周仲瑛，于文明總主編《中醫古籍珍本集成・本草卷・重修政和經史證類備用本草》，湖南科學技術出版社，二〇一四年版，第一百二十八頁）。後人輯本也都以『上、中、下品』爲序，孫星衍《校定神農本草經序》云：『《本經》云：上藥本上經，中藥本中經，下藥本下經。是古以玉石草木等，上、中、下品分卷，而《序録》别爲一卷。』狩谷望之的弟子森立之《重輯神農本草經序》云：『據上藥本上經，中藥本中經，下藥本下經之文，則三品三卷，并《序録》爲四卷。』

狩谷望之認爲，李時珍所記載的《神農本草經》藥品目録亦不可靠：『然《綱目・序例》所載，不知從何書録出，恐係彼之意造，明人之妄作，每有如此。』這個問題見仁見智，可以參見顧觀光本提要。因不認同《本草綱目・序例》所載，狩谷望之據《本草和名》的次序輯録：『據深江（根）輔仁《本草和名》，順次排列，蓋以其卷數及各種序次，一遵蘇敬之本，實是唐時之舊也。友人伊澤蘭軒（信恬）曰：《千金翼方》所載「本草部」，即是《唐本草》之正文，比之輔仁書，次序全同，其説可信，則亦足以證輔仁之次序，爲李唐之面目。然則今之所輯雖未能復單行本之舊，亦不失爲唐本之體也。……又《本草和名》藥名文字，有與《證類本草》《千金翼方》不同，蓋是唐本之舊，而未經宋人之更改者，今多從之，一一辨證。』由此可見，狩谷望之的探討很有學術意義。

《本草和名》順次排列『一遵蘇敬之本』，那狩谷望之爲什麽不直接依據蘇敬的《新修本草》呢？經考證，其原因是他當時還不知道《新修本草》有殘本傳世。等到仁和寺本《新修本草》出現后，狩谷望之積極傳抄，爲該書的再度流傳做出了突出貢獻。《經籍訪古志》叙述，《新修本草》『在皇國亦久湮晦不顯，往歲狩谷卿雲西上觀一縉紳家舊抄，即五六百年前人據天平抄本謄録者，實爲天壤間絶無僅有之秘笈，仍亟影摹以傳同人。于是神光焕發，世始得窺古《本草》之真，則卿雲之功爲至巨也。』（〔日〕澀江全善，森立之等撰；杜澤遜，班龍門點校《經籍訪古志》，上海古籍出版社，二〇一四年版，第二百七十七頁）該書關于狩谷望之謄録《新修本草》的叙述語焉不詳。『縉紳家』實際上就是福井家，福井家族一向不外借書籍。小島尚絅記述了狩谷望之到福井家成功謄録《新修本草》的過程：

往年，狩谷掖齋上京之時，遵從先師寶素先生囑托，至御醫福井家摹寫。聞其摹寫經過如次。福井家古來有法，書籍一切不允許外借與他。有此家格之故，寶素先自《證類本草》中摘録《新修本草》卷十五内容，最後依照仁和寺本體例綴成一本，送交掖齋，托請赴福井家，與所藏本校對。掖齋自持便當至彼家，以示校對内容僅需一日而已。如是，則福井或爲避免煩瑣，或以既然已有相同存本，亦無秘不外借之必要，故允將其携回宿處校對。掖齋當即携歸，徹夜摹寫後返還。（岡本况齋著，小島尚絅增補《本草沿革考》，藏于韓國中央圖書館。這裏轉引自真柳誠著，郭秀梅譯《黄帝醫籍研究》，人民衛生出版社，二〇二〇年版，第三百零四——三百零五頁。）

這段材料整體來説突出了小島寶素（字學古）的貢獻。因從小島寶素弟子越中高岡津島彦逸的筆記《懷舊録》可知，小島尚絅是小島寶素後人，但小島尚絅仍指出成功摹寫《新修本草》的是狩谷望之。

狩谷望之傳録《新修本草》的時間約爲日本天保三年（一八三二）前後，距輯復《神農本草經》已有八年左右的時間。後來未能參考《新修本草》的遺憾，由狩谷望之的弟子森立之彌補了。森立之《重輯神農本草經序》云：『至于每卷各藥次序……則依見存舊抄《新修本草》次序以補之。《新修》所缺，則又依《本草和名》以足之（《本草和名》部分，及藥名次序，本之《新修本草》，故今復依之）。』

狩谷望之本一直未被刊刻，以抄本傳世。澀江全善（一八〇五—一八五八）曾手訂，日本天保八年（一八三七）九月，山田業廣（一八〇八—一八八一）使弟子井上維熙就澀江全善手訂本抄寫，同年十月十七日山田業廣校讀完畢，自己收藏，鈐『九折堂山田氏圖書之記』等印。後傳入中國，爲錢塘丁氏八千卷樓所藏，鈐『嘉惠堂丁氏藏書之記』，現藏于南京圖書館。本書即據此本影印。

隋志云、神農本草經三卷、新舊唐志並同、陶弘景序云今之所存、有此四卷、掌禹錫曰、四字當作三、傳寫之誤也、引梁七錄及陶序後所言爲證、詳見證類本草序例梁陶弘景於本草經所載之外、復副三百六十五品、朱墨以別新舊、作名醫別錄七卷、其後唐宋諸本草雖各有補修正誤、至本經正文、無有改竄、其書並依敕頒行諸家皆因之是以後世單行之本遂以亡逸、故崇文總目及陳張二家皆無著錄、猶儒家經注本出而單經本不傳、注疏本行而經注本隱晦也、而嘉祐已前諸本草今亦無傳、唯有證類本草、得見朱墨之別、明蘄州李時珍、作本草綱目、搜羅羣籍、薈粹百氏、卷帙浩繁品物大備、於是人皆寶之、諸家本草、殆束高閣、錢塘盧復、憂古籍之泯沒、紬出以爲一編、其意誠可嘉尚、而特據李時珍說、定上中下品、李時珍曰、神農本草藥分三品、陶氏別錄倍增藥品、始分部類、又綱目序例載本草經上品藥百廿品、中品藥百廿品、下品藥百廿五品目錄、盧氏輯本全依之、以上品藥為上經、以中品藥為中經、以下品藥為下經、以充本經三卷之數、按陶弘景序後曰、本草經卷上序藥性之源本、論病名之形診、題記品錄、詳覽施用、卷中玉石草木三品、卷下蟲獸果菜米食三品、則知本草經舊於部分中別上中下之品也、若部分剏於陶氏、則其所言不宜如是、李氏之說恐誤、時珍又曰、陶氏作別錄、三品移易、又析出青囊赤小豆二條、故有三百六十七種、逮乎唐宋、屢經變易、舊劄莫考、雖有朱墨之別、三品之名而實已紊矣、今據證類本草、本草和名、千金翼方考之、上品藥百四十二種、中品藥百十四種、下品藥百五種、唐本退藥六種、都三百六十七種、不與所謂上品藥百廿種、中品藥百二十種、下品藥百二十五種、合三百六十五種合、則李氏之言似有理，然綱目序例所載，不知從何書録，其字句亦皆出，恐係彼之意造，明人之妄作，每有如此。

依李氏所引，無一字校之證類本者，何也，所知鈴木暘谷文於本草學，頗極精博，亦尊信本經，遂翻彫盧本行之，而無一言及之者，亦何也，余忘譾漏（西），取證類本所載白字録之，據深江（根）輔仁本草和名，順次排列，蓋以其卷數及各種序次，一遵蘇敬之本，實是唐時之舊也，友人伊澤蘭軒信恬曰，千金翼方所載本草部，即是唐本草之正文，比之輔仁書次序全同，其說可信，則亦足以證輔仁之次序，為李唐之面目，然則今之所輯雖未能復單行本之舊，亦不失為唐本之體也。「證類本草」有大觀、政和二本，其字白黑，互有出入，今一一註記，不爲臆定。但陶氏謂其所出郡縣，乃後漢時制，疑仲景、元化等所記，而郡縣之名，證類本皆在黑字中，則本經之文似有出白字外者，今不能識別，姑以依舊。又本草和名藥名文字有與證類本、草千金翼方不同，蓋是唐本之舊，而未經宋人之更改者，今多從之，一一辨證。又有唐宋諸類書所引用文字少異者，聞鈴木氏有攷異三卷，想彼覃思是書不啻數年，故致富贍如是，然其人既亡，其書存逸今不可知，故別作攷異付之後，比之彼所集，則不過大倉之數米耳、蓋見聞之不博、自恥不逮、然亦才力之所限、不可奈何而已、又藥名病名、間用俗字、皆是後人所爲、欲據古書所用、及説文諸書、改正之以復古未知果能爲得之否、時文政七年十一月廿日、湯島狩谷望之志、

今據古書所用、及説文諸書證明之、希復舊觀、然猶有未能盡改正者、闕疑以俟後之識者、

千金方引

千金作有毒無毒 毒真本無毒一毒二字

千金一上有無毒 真本無毒三字

本草經卷上

上藥一百二十種、爲君、主養命、以應天、無毒、多服久服不傷人、欲輕身益氣不老延年者、本上經、

中藥一百二十種、爲臣、主養性、以應人、無毒有毒、斟酌其宜、欲遏病補虚羸者、本中經、

下藥一百二十五種、爲佐使、主治病、以應地、多毒、不可久服、欲除寒熱邪氣、破積聚愈疾者、本下經、

三品合三百六十五種、法三百六十五度、一度應一日、以成一歲、倍其數、合七百三十名也、掌禹錫曰、按本草例、神農本經以朱書、名醫別錄以墨書、神農本經藥三百六十五種、今此言倍其數合七百三十名、是併名醫別

千金翼卷上有凡[illegible]本

錄副品而言也、則此一節別錄之文也、當作墨書矣、蓋傳寫浸久、朱墨錯亂之所致耳、望之按掌氏所謂一節、蓋序三品合云〻三十五字、盧氏輯本、唯刪倍其數以下十字、恐非是、

藥有君臣佐使、以相宣攝合和宜用一君二臣三佐五使、又可一君三臣九佐使也、

藥有陰陽配合、子母兄弟、根莖花實草石骨肉、有單行者、有相須者、有相使者、有相畏者、有相惡者、有相反者、有相殺者、凡此七情、合和時視之、當用相須相使者良、勿用相惡相反者、若有毒宜制、可用相畏相殺者、不爾勿合用也、政和本無時字、

藥有酸鹹甘苦辛五味、又有寒熱溫涼四氣、及有毒

無毒、陰乾暴乾、採造時月、生熟、土地所出、眞僞陳新、並各有法、

藥性有宜丸者、宜散者、宜水煮者、宜酒漬者、宜膏煎者、亦有一物兼宜者、亦有不可入湯酒者、並隨藥性、不得違越、

欲療病、先察其源、先候病機、五藏（政和本作臟、俗字、今從大全本）未虛、六腑未竭、血脉未亂、精神未散、服藥必活、若病已成、可得半愈、病勢已過、命將難全、

若用毒藥療病、先起如黍粟、病去即止、不去倍之、不去十之、取去爲度、

療寒以熱藥、療熱以寒藥、飲食不消、以吐下藥、鬼疰蠱毒以毒藥、癰腫瘡瘤以瘡藥、風濕以風濕藥、各隨其所宜、

病在胷膈以上者、先食後服藥、病在心腹以下者、先服藥而後食、病在四肢血脉者、宜空腹而在旦、病在骨髓者、宜飽滿而在夜、

夫大病之主、有中風、傷寒、寒熱、溫瘧、中惡、霍亂、大腹水腫、腸澼下痢、大小便不通、賁豚上氣、欬逆、嘔吐、黃疸、消渴、留飲、癖食、堅積、癥瘕、驚邪、癲癇、鬼疰、喉痹、齒痛、耳聾、目盲、金瘡、踒折、癰腫、惡瘡、痔、瘻、癭瘤、男子五

勞七傷、虛乏羸瘦、女子帶下崩中、血閉陰蝕、蟲蛇蠱毒所傷、此大畧宗兆、其間變動枝葉、各宜依端緒以取之、

本草經卷上

本草經卷中

玉石部上品十八種

玉泉　丹砂　空青　曾青

白青　扁青　石膽　雲母

石鍾乳　朴消　消石　礬石

滑石　紫石英　白石英　五色石脂

太一餘粮　禹餘粮

玉泉、味甘平、主五藏百病、柔筋強骨、安魂魄、長肌肉、益氣、久服耐寒暑、不飢渴、不老神仙、十二字大全本黑字人臨死服五斤、死三年色不變、一名玉札、

丹砂、味甘微寒、主身體五藏百病、養精神、安魂魄、益氣、明目、殺精魅邪惡鬼、久服通神明、不老、能化爲汞、

空青、味甘寒、主青盲、耳聾、明目、利九竅、通血脉、養精神、久服輕身延年不老、能化銅鐵鉛錫作金、

曾青、味酸小寒、主目痛、止淚出、風痹、利關節、通九竅、破癥堅積聚、久服輕身不老、能化金銅、

白青、味甘平、主明目、利九竅、耳聾、心下邪氣、令人吐、殺諸毒三蟲、久服通神明、輕身延年不老、

扁青、味甘平、主目痛明目、折跌癰腫金瘡不瘳、破積聚、解毒氣、利精神、久服輕身不老、

繁品物大備，於是人皆寶之，諸家本草，殆束高閣。錢塘盧復，憂古籍之泯沒，紬出以爲一編，其意誠可嘉尚，而特據李時珍說，定上中下品。李時珍曰：神農本草藥分三品，陶氏別錄倍增藥品，始分部類。又綱目序例載本草經上品藥百廿品，中品藥百廿品，下品藥百廿五品目錄，盧氏輯本全依之，以上品藥爲上經，以中品藥爲中經，以下品藥爲下經，以充本經三卷之數。按陶弘景序後曰：本草經卷上，序藥性之源本，論病名之形診，題記品錄，詳覽施用；卷中，玉石草木三品；卷下，蟲獸果菜米食三品。則知本草經舊於部分中別上中下之品也，若部分撥於陶氏，則其所言不宜如是。李氏之說恐誤。時珍又曰：陶氏作別錄，三品移易，又析出青蘘、赤小豆二條，故有三百六十七種，逮乎唐宋，屢經變易，舊制莫考，雖有朱墨之別，三品之名，而實已紊矣。今據證類本草、本草和名、千金翼方考之，上品藥百四十二種，中品藥百十四種，下品藥百五種，唐本退藥六種，都三百六十七種，不與所謂上品藥百廿種、中品藥百二十種、下品藥百二十五種合。三百六十五種合，則李氏之言留癖能化七十二種石，鍊餌服之，輕身神仙。

消石，味苦寒，主五藏千金翼方、政和本作臟，俗字，今從大全本。積熱，胃脹閉，滌去蓄結飲食，推陳致新，除邪氣，鍊之如膏，久服輕身。一名芒消。四字政和本黑字。大全本有一名芒消三字，政和本黑字。

礬石，味酸寒，主寒熱泄痢，白沃陰蝕，惡瘡，目痛，堅骨齒，鍊餌服之，輕身不老增年。一名羽涅。千金翼方、證類本草作[石+呈]，俗字，今從本草和名。

滑石，味甘寒，主身熱泄澼，女子乳難，癃癃閉，利小便，蕩胃中積聚寒熱，益精氣，久服輕身，耐飢，長年。

紫石英，味甘溫，主心腹欬逆，邪氣，補不足，女子風寒

在子宮、絕孕十年無子、久服溫中、輕身延年、

白石英、味甘微溫、主消渴、陰痿不足、欬逆、胷膈間久寒、益氣、除風濕痺、久服輕身長年、

青石赤石黃石白石黑石脂等、味甘平、主黃疸、洩痢腸澼膿血、陰蝕下血赤白、邪氣癰腫疽痔惡瘡頭瘍疥瘙、久服補髓益氣、肥健不飢、輕身延年、五石脂各隨五色補五藏、千金翼方政和本作臟、俗字、今從大全本、

太一餘粮、味甘平、主欬逆上氣、癥瘕血閉漏下、除邪氣、元版大全本、邪氣二字黑字、恐非、久服耐寒暑不飢、輕身飛行千里、神仙、一名石腦、

新修本草

新修鎔化瘻中下有虱字

禹餘粮，味甘寒，主欬逆寒熱煩滿，下赤白，血閉癥瘕，大熱，鍊餌服之，不飢輕身延年，

玉石部中品 十六種

水銀　雄黄　雌黄　殷孽

孔公孽　石流黄　陽起石　凝水石

石膏　慈石　理石　長石

膚青　鐵落　鐵　鐵精

水銀，味辛寒，主疥瘻痂瘍白秃，殺皮膚中虱，墮胎除熱，殺金銀銅錫毒，鎔化還復爲丹，久服神仙不死，

雄黄，味苦平寒，主寒熱鼠瘻惡瘡疽痔死肌，殺精物

新修毒下有腫字鍊作煉

鍊作煉

痢作利

新修无骨除二字銀銅倒

惡鬼邪氣百蟲毒、勝五兵、鍊食之輕身神仙、一名黃食石、

雌黃、味辛平、主惡瘡頭禿痂疥、殺毒蟲蝨身癢邪氣諸毒、鍊之久服、輕身增年不老、

殷孽、味辛溫、主爛傷瘀血、洩痢、寒熱鼠瘻、癥瘕結氣、一名薑石、

孔公孽、味辛溫、主傷食不化、邪結氣惡瘡疽瘻痔、利九竅、下乳汁、

石流黃、千金翼方證類本草、流作硫、俗字、今從本草和名、味酸溫、主婦人陰蝕疽痔、惡血、堅筋骨、除頭禿、能化金銀銅鐵奇物、

新修無作无陰下有陽字

燒下有爛

白水作泉

新修鬼作魋無中字瘡作創

陽起石、味鹹微溫、主崩中漏下、破子藏中血、癥瘕結氣、寒熱腹痛無子、陰痿不起、補不足、一名白石、

凝水石、味辛寒、主身熱、腹中積聚邪氣、皮中如火燒煩滿、水飲之、久服不飢、一名白水石、

石膏、味辛微寒、主中風寒熱、心下逆氣驚喘、口乾舌焦、不能息、腹中堅痛、除邪鬼、產乳金瘡、

慈石、千金翼方慈作礠、證類本草作礠、竝俗字、今從本草和名、味辛寒、主周痺風濕、肢節中痛、不可持物、洗洗酸痟、除大熱煩滿及耳聾、一名玄石、

理石、味辛寒、主身熱、利胃解煩、益精明目、破積聚去

新修无三字
新修肢作支厥作瘚
去瞖作目翳
無及字
新修耐作能
无平字
新修本草
琅作瑯
堊作惡、

三蟲、一名立制石、

長石、味辛寒、主身熱、四肢寒厥、利小便、通血脉、明目去瞖眇、下三蟲、殺蠱毒、久服不飢、一名方石、

膚青、味辛平、主蠱毒及蛇菜肉諸毒、惡瘡、

鐵落、味辛平、主風熱惡瘡瘍疽瘡痂疥氣在皮膚中、

鐵、主堅肌耐痛、

鐵精、平、主明目化銅、

玉石部下品 十二種

青琅玕　礜石　代赭　鹵鹹

大鹽　戎鹽　白堊　鈆丹

新修鏡有銅

瘙作搔

无味字

疰作注

及下有吐字

粉錫　錫鏡鼻　石灰　冬灰

青琅玕、味辛平、主身痒火瘡癰傷疥瘙死肌、一名石珠、

礬石、味辛大熱、主寒熱鼠瘻蝕瘡、死肌風痺、腹中堅邪氣除熱、四字、政和本黑字、恐非、一名青分石、一名立制石、一名固羊石、

代赭、味苦寒、主鬼疰賊風蠱毒、殺精物惡鬼腹中毒邪氣、女子赤沃漏下、一名須丸、

鹵鹹、味苦寒、主大熱消渴狂煩、除邪及下蠱毒、柔肌膚、

新修堅作監盅作虫

新修堊作惡

御覽引新修吐作咳鍊化練

新修鏡下有銅字本草和名銅下有鏡癥瘕化瘦腸化腹

大鹽，令人吐。

戎鹽，主明目目痛，益氣堅（千金翼方同，大全本作緊，恐非）肌骨，去毒蠱。

白堊，（本草和名堊作惡）味苦溫，主女子寒熱癥瘕月閉，積聚陰腫痛，漏下無子。（大全本有陰腫痛漏下無子七字，政和本无）

鉛丹，味辛微寒，（生叢澤治御覽）主吐逆胃反，驚癇癲疾，除熱下氣，鍊化還成九光，久服通神明。（成仙生蜀郡御覽）

粉錫，味辛寒，主伏尸毒螫，殺三蟲。一名解錫。

錫鏡鼻，主女子血閉癥瘕，伏腸絕孕。

石灰，味辛溫，主疽瘍疥瘙，熱氣惡瘡癩疾，死肌墮眉，

新修无殺字

无味字蔾作

蔾

殺痔蟲、去黑子息肉、一名惡灰

冬灰、味辛微温、主黑子、去肬息肉、疽蝕疥瘙、一名藜

灰、

草部上品 七十二種

青芝 赤芝 黄芝 白芝

黒芝 紫芝 赤箭 天門冬

麥門冬 朮 女萎 乾地黄

昌蒲 遠志 澤蕮 署蕷

菊花 甘草 人参 石斛

牛膝 卷柏 細辛 獨活

茈胡　防葵　蓍實　菴蘆子

薏苡子　車前子　菥蓂子　茺蔚子

木香　龍膽　菟絲子　巴戟天

白英　白蒿　肉縱容　地膚子

蒺藜子　防風　石龍蒭　絡石

黃連　沙參　丹參　王不留行

藍實　景天　天名精　蒲黃

香蒲　蘭草　決明子　芎藭

蘪蕪　續斷　雲實　黃耆

徐長卿　杜若　蛇牀子　茵蔯蒿

御覽引

漏蘆　茜根　飛廉　營實

薇銜　五味子　旋花　白兔藿

青芝、味酸平、主明目、補肝氣、安精魂、仁恕、久食輕身之 御覽 御覽

不老延年、神仙、一名龍芝、生太山之谷亦生五岳地上 御覽

赤芝、味苦平、主胷中結、益心氣、補中、增智慧、政和本作慧智

不忘、久食輕身不老、延年神仙、一名丹芝、

黄芝、味甘平、主心腹五邪、益脾氣、安神、忠信和樂、久

食輕身不老、延年神仙、一名金芝、

白芝、味辛平、主欬逆上氣、益肺氣、通利口鼻、強志意

勇悍、安魄、久食輕身、不老延年神仙、一名玉芝、

黑芝、味鹹平、主癃、利水道、益腎氣、通九竅、聰察、久食輕身不老、延年神仙、一名玄芝、

紫芝、味甘溫、主耳聾、利關節、保神、益精氣、堅筋骨、好顏色、久服輕身不老延年、一名木芝、

赤箭、味辛溫、主殺鬼精物、蠱毒惡氣、久服益氣力、長陰肥健、輕身增年、一名離母、一名鬼督郵、

天門冬、味苦平、主諸暴風濕偏痹、強骨髓、殺三蟲、去伏尸、久服輕身益氣延年、一名顛勒、

麥門冬、味甘平、主心腹結氣、傷中傷飽、胃絡脈絶、羸瘦短氣、久服輕身不老不飢、

藝文引

朮、味苦温、主風寒濕痺死肌、痓疸、止汗、除熱、消食、作煎餌久服、輕（藝）身延年不飢、一名山薊、（節藝）生鄭山藝

女萎、味甘平、主中風暴熱、不能動搖、跌筋結肉、諸不足、久服去面黑䵟、好顏色潤澤、輕身不老、

乾地黃、味甘寒、主折跌絶筋、傷中、逐血痺、填骨髓、長肌肉、作湯除寒熱積聚、除痺、生者尤良、久服輕身不老、一名地髓、

昌蒲、千金翼方、證類本草、昌作菖、俗字、今從本草和名、味辛温、主風寒濕痺、欬逆上氣、開心孔、補五藏、通九竅、明耳目、出音聲、久服輕身、不忘不迷惑、延年、一名昌陽、

遠志、味苦溫、主欬逆傷中、補不足、除邪氣、利九竅、益智慧、耳目聰明、不忘、強志倍力、久服輕身不老、葉名小草、一名棘蒬、千金翼方、證類本草作菀、本草和名作苑、並別字、今從爾雅說文、一名葽繞、本草和名葽作要、今從千金翼方證類本草與說文合、本草和名云、揚玄操又作葽、一名細草、

澤舄、千金翼方證類本草舄作瀉、別字、本草和名作蕮、俗字、今從醫心方、和名類聚抄古本引亦作澤舄、味甘寒、主風寒濕痺、乳難、消水、養五藏、益氣力、肥健、久服耳目聰明、不飢延年輕身、面生光、能行水上、一名水舄、千金翼方證類本草作瀉、本草和名作寫、今從詩毛傳及說文、一名芒芋、一名鵠瀉、本草和名亦不從艸、今依舊、

菰文川

署預、（千金翼方證類本草作薯蕷、本草和名作署蕷、從艸俗字、今從醫心方、按廣本和名類聚抄引亦作署預、）味甘溫、主傷中、補虛羸、除寒熱邪氣、補中益氣

力、長肌肉、久服耳目聰明、輕身不飢、（政和本作饑、按說文云、飢餓也、

又云、穀不熟為饑、二字不同、今從大全本、）延年、一名山芋、（生嵩山菰）

菊花、味苦平、主風頭頭（大全本頭字不疊）眩、腫痛、目欲脫淚

出、皮膚死肌、惡風濕痹、久服利血氣、輕身耐老延年

一名節華、

甘草、味甘平、主五藏六腑寒熱邪氣、堅筋骨、長肌肉、

倍力、金瘡尰、解毒、久服輕身延年、

人參、味甘微寒、主補五藏、安精神、定魂魄、止驚悸、除

邪氣、明目、開心益智、久服輕身延年、一名人銜、一名 銜 重 和名

鬼蓋、

石斛、味甘平、主傷中、除痺下氣、補五藏、虛勞羸瘦、強

陰、久服厚腸胃、輕身延年、一名林蘭、

牛膝、味苦酸、大全本酸黑字、主寒濕痿痺、四肢拘攣、膝痛不

可屈伸、逐血氣、傷熱火爛、墮胎、久服輕身耐老、一名

百倍、

卷柏本草和名柏作栢、俗字、味辛溫、主五藏邪氣、女子陰中寒

熱痛、癥瘕、血閉、絕子、久服輕身和顏色、一名萬歲、

細辛、味辛溫、主欬逆頭痛腦動、百節拘攣風濕痺痛

死肌、久服明目利九竅輕身長年、一名小辛、

獨活、味苦平、主風寒所擊、金瘡止痛、賁豚、癇痓、女子疝瘕、久服輕身耐老、一名羌活、一名羌青、一名護羌使者、

茈胡、味苦平、主心腹腸胃中結氣、飲食積聚、寒熱邪氣、推陳致新、久服輕身明目益精、一名地薰、

防葵、味辛寒、主疝瘕腸洩、膀胱熱結、溺不下、欬逆、溫瘧、癲癇、驚邪狂走、久服堅骨髓、益氣輕身、一名梨蓋、

著實、味苦平、主益氣、充肌膚、明目、聰慧先知、久服不飢不老輕身、

菴藺子、（本草和名藺作蘆）味苦微寒、主五藏瘀血、腹中水氣臚脹、留熱、風寒濕痹、身體諸痛、久服輕身延年不老、

薏苡仁（本草和名仁作子）味甘微寒、主筋急拘攣不可屈伸、風濕痹下氣、久服輕身益氣、其根下三蟲、一名解蠡、

車前子、味甘寒、（政和本有無毒二字、大全本黑字似是、今刪）主氣癃止痛、利水道小便、除濕痹、久服輕身耐老、一名當道、

菥蓂子、味辛微溫、主明目目痛淚出、除痹、補五藏益精光、久服輕身不老、一名蔑菥、一名大戢、一名馬辛、

茺蔚子、味辛微溫、主明目、益精、除水氣、久服輕身、莖主癮疹癢、可作浴湯、一名益母、一名益明、一名大札

木香、味辛、主邪氣辟毒疫温鬼、強志、主淋露、久服不夢寤魘寐、

龍膽、味苦寒、主骨間寒熱、驚癇邪氣、續絶傷、定五藏、殺蠱毒、久服益智不忘、輕身耐老、一名陵游、

菟絲子、千金翼方菟作兔、按從艸俗字、當據改正、 味辛平、主續絶傷、補不足、益氣力肥健、汁去面䵟、久服明目輕身延年、一名菟蘆、

巴戟天、味辛微温、主大風邪氣、陰痿不起、強筋骨、安五藏、補中增志益氣、

白英、本草和名作白莫、 味甘寒、主寒熱八疸消渴、補中益氣、

○本草和名云仁諝正作從

久服輕身延年、一名穀菜、

白蒿、味甘平、主五藏邪氣、風寒濕痹、補中益氣、長毛髮令黑、療心懸少食常飢、久服輕身耳目聰明不老、

肉縱容、證類本草千金翼方作肉蓯蓉、俗字、今從本草和名。味甘微温、主五勞七傷、補中、除莖中寒熱痛、養五藏、強陰益精氣多子、婦人癥瘕、久服輕身、

地膚子、本草和名無子字、味苦寒、主膀胱熱、利小便補中益精氣、久服耳目聰明輕身耐老、一名地葵、

蒺藜子、味苦温、主惡血破癥結積聚、喉痺乳難、久服長肌肉明目輕身、一名旁通、一名屈人、一名止行、一

本草和名无草字

名犲羽、一名升推、

防風、味甘溫、主大風頭眩痛、惡風風邪、目盲無所見風行周身、骨節疼痺煩滿、久服輕身、一名銅芸、

石龍芻、味苦微寒、主心腹邪氣、小便不利淋閉、風濕、鬼疰惡毒、久服補虛羸、輕身耳目聰明延年、一名龍須、千金翼方證類本草須作鬚俗字、今從本草和名、一名草續斷、一名龍珠、大全本四字黑字、本草和名珠作朱、大全本同、

絡石、味苦溫、主風熱、死肌癰傷、口乾舌焦、癰腫不消、喉舌腫、水漿不下、久服輕身明目、潤澤好顏色、不老延年、一名石鯪、

疏文行

黃連蓮杭下同味苦寒主治杭熱氣目痛眥傷泣出明目腸澼腹痛下痢婦人陰中腫痛久服令人不忘一名王連

沙參味苦微寒主血積驚氣除寒熱補中益肺氣久服利人一名知母

丹參味苦微寒主心腹邪氣腸鳴幽幽如走水寒熱積聚破癥除瘕止煩滿益氣一名郄蟬草

王不留行味苦主金瘡止血逐痛出刺除風痺內寒久服輕身耐老增壽

藍實味苦寒主解諸毒殺蠱蚑疰鬼螫毒久服頭不白輕身

御覽引

景天味苦、大全本有酸字平、主大熱火瘡、身熱煩邪惡氣花主女人漏下赤白、輕身明目、一名戒火、一名愼火、

天名精味甘寒、主瘀血血瘕欲死、下血止血、利小便、除小蟲、去痺、除胃中結熱、止煩渴、久服輕身耐老、一名麥句薑、一名蝦蟆藍、一名豕首、

蒲黃味甘平、主心腹膀胱寒熱、利小便、止血、消瘀血、久服輕身益氣力延年神仙、

香蒲味甘平、主五藏、心下邪氣、口中爛臭、堅齒明目聰耳、久服輕身耐老、一名睢、本草和名引注音雖攜反崔禹音也余反

御覽

蘭草味辛平、主利水道、殺蠱毒、辟不祥、久服益氣輕

芄文川

身不老，通神明，一名水香。

决明子，本草和名無子字味鹹平，主青盲目淫膚赤白膜眼赤痛淚出，久服益精光輕身。

芎藭味辛溫，主中風入腦頭痛，寒痺筋攣緩急，金瘡婦人血閉無子。

蘪蕪，千金翼方證類本草蘪作蘼，別字，今從本草和名。味辛溫，主欬逆定驚氣，辟邪惡，除蠱毒鬼疰，去三蟲，久服通神，一名薇蕪。

續斷味苦微溫，主傷寒，補不足，金瘡癰傷折趺，續筋骨，婦人乳難，久服益氣力，一名龍豆，一名屬折。

雲實味辛溫，主泄痢腸澼，殺蟲蠱毒，去邪惡結氣，止

疏文引

痛除寒熱花主見鬼精物多食令人狂走久服輕身
通神明
蕾著味甘微温主癰疽久敗瘡排膿止痛大風癩疾
五痔鼠瘻補虛小兒百病一名戴糝
徐長卿味辛温主鬼物百精蠱毒疫疾邪惡氣温瘧
久服強悍輕身一名鬼督郵
杜若味辛微温主胷脅下逆氣温中風入腦戶頭腫
痛多涕淚出久服益精（氣溫疏）明目輕身一名杜蘅
蛇牀子（本草和名政和本牀作床俗字）味苦（大全本有辛甘二字）平主婦人陰
中腫痛男子陰痿濕癢除痺氣利關節癲癇惡瘡久

藝文引薔薇名牛棘又曰一名牛勒一名山棘又一名薔蘼

服輕身、一名蛇粟、大全下有一名蛇米四字政和本黑字一名蛇米、

茵蔯蒿、味苦平、主風濕寒熱邪氣熱結黃疸、久服輕身益氣耐老、

漏蘆、味苦寒、主皮膚熱、惡瘡疽痔、濕痺、下乳汁、久服輕身益氣、耳目聰明、不老延年、一名野蘭、

茜根、味苦寒、主寒濕風痺、黃疸、補中、

飛廉、味苦平、主骨節熱、脛重酸疼、久服令人身輕、一名飛輕、政和本四字黑字大全本有一名飛輕四字恐非

營實、味酸溫、主癰疽惡瘡、結肉跌筋、敗瘡熱氣、陰蝕不瘳、利關節、一名牆薇、一名牆麻、一名牛棘、

薇銜味苦平主風濕痺歷節痛驚癇吐舌悸氣賊風鼠瘻癰腫一名麋銜（麋本草蘪）

五味子（本草和名無子字）味酸溫主益氣欬逆上氣勞傷羸瘦補不足強陰益男子精

旋花味甘溫主益氣去面皯黑色媚好其根味辛主腹中寒熱邪氣利小便久服不飢輕身一名筋根花一名金沸

白兔藿味苦平主蛇虺蜂蠆猘狗菜肉蠱毒鬼疰一名白葛

草部中品四十六種

當歸　秦艽　黃芩　芍藥
乾薑　藁本　麻黃　葛根
知母　貝母　栝樓　玄參
苦參　石龍芮　石韋　狗脊
萆薢　通草　瞿麥　敗醬
白芷　紫草　紫菀　白鮮
白薇　葈耳　茅根　百合
酸漿　紫參　淫羊藿　蠡實
款冬　牡丹　防已　女菀
澤蘭　地榆　王孫　爵牀

王瓜　馬先蒿　蜀羊泉　積雪草

水萍　海藻

當歸味甘温主欬逆上氣温瘧寒熱洗洗（證類本草脱一洗字今從千金翼方增）在皮膚中婦人漏下絕子諸惡瘡瘍金瘡煑飲之一名乾歸

秦艽味苦平主寒熱邪氣寒濕風痺肢節痛下水利小便

黃芩味苦平主諸熱黃疸腸澼洩痢逐水下血閉惡瘡疽蝕火瘍一名腐腸（腹本草和名）

芍藥味苦平主邪氣腹痛除血痺破堅積寒熱疝瘕

止痛、利小便、益氣、

乾薑、味辛温、主胷滿欬逆上氣、温中、止血、出汗、逐風濕痺、腸澼下痢、生者尤良、久服去臭氣、通神明、

藁本、味辛温、主婦人疝瘕、陰中寒腫痛、腹中急、除風頭痛、長肌膚、悅顏色、一名鬼卿、一名地新、

麻黄、味苦温、主中風傷寒頭痛、温瘧、發表出汗、去邪熱氣、止欬逆上氣、除寒熱、破癥堅積聚、一名龍沙、

葛根、味甘平、主消渴、身大熱、嘔吐、諸痺、起陰氣、解諸毒、葛穀、主下痢十歳已上、一名雞齊根、大全本皆脫、

知母、味苦寒、主消渴熱中、除邪氣、肢體浮腫、下水、補

不足益氣、一名蚳母、一名連母、一名野蓼、一名地參、
一名水參、一名水浚、一名貨母、一名蝭母、
貝母、味辛平、主傷寒煩熱、淋瀝邪氣、疝瘕、喉痺、乳難、
金瘡風痙、一名空草、
栝樓根、本草單名元 味苦寒、主消渴身熱、煩滿大熱、補虛安中、續
絕傷、一名地樓、
玄參、味苦微寒、主腹中寒熱積聚、女子產乳餘疾、補
腎氣、令人目明、一名重臺、
苦參、味苦寒、主心腹結氣、癥瘕積聚、黃疸、溺有餘瀝、
逐水、除癰腫、補中明目、止淚、一名水槐、一名苦蘵、

石龍芮、味苦平、主風寒濕痹、心腹邪氣、利關節、止煩滿、久服輕身明目不老、一名魯果能、一名地椹、

石韋、味苦平、主勞熱邪氣、五癃閉不通、利小便水道、一名石韀、

狗脊、味苦平、主腰背強、關機緩急、周痹寒濕膝痛、頗利老人、一名百枝、

萆解、千金翼方、證類本草、解作薢、俗字、今從本草和名、味苦平、主腰背痛強骨節風寒濕周痹、惡瘡不瘳、熱氣、

通草、味辛平、主去惡蟲、除脾胃寒熱、通利九竅血脉關節、令人不忘、一名附支、

御覽九八

瞿麥、味苦寒、主關格諸癃結、小便不通、出刺、決癰腫
明目去瞖、破胎墮子、下閉血、一名巨句麥、
敗醬、味苦平、主暴熱火瘡赤氣、疥瘙疽痔馬鞍熱氣、
一名鹿腸、腹本草和名
白芷、味辛温、生河東 御覽 主女人漏下赤白、血閉陰腫寒熱風頭
侵目淚出、長肌膚潤澤、可作面脂、一名芳香、
紫草、味苦寒、主心腹邪氣、五疸、補中益氣、利九竅、通
水道、一名紫丹、一名紫芺、
紫菀、味苦温、主欬逆上氣、胷中寒熱結氣、去蠱毒痿
蹷、安五藏、

白鮮、千金翼方作蘚、別字、味苦寒、主頭風、黃疸、欬逆、淋瀝、女子陰中腫痛、濕痺死肌、不可屈伸起止行步、

白薇、味苦平、主暴中風、身熱肢滿、忽忽不知人、狂惑邪氣寒熱、酸疼、溫瘧洗洗發作有時、

葈耳實、味甘溫、主風頭寒痛、風濕周痺、四肢拘攣痛、惡肉死肌、久服益氣、耳目聰明、強志輕身、一名胡葈、一名地葵、

茅根、味甘寒、主勞傷虛羸、補中益氣、除瘀血血閉寒熱、利小便、其苗主下水、一名蘭根、本草和名、蘭根作蕑根、引仁諝云音菅、一名茹根、本草和名作茄根、云、楊玄操音加、

百合、味甘平、主邪氣腹脹心痛、利大小便、補中益氣

酸漿、味酸平、主熱煩滿、定志益氣、利水道、產難、吞其實立產、一名酢漿、千金翼方證類本草作醋漿、今從本草和名、按說文云、醋客酌主人也、酢醶也、二字不同、

紫參、味苦辛寒、主心腹積聚、寒熱邪氣、通九竅、利大小便、一名牡蒙、

淫羊藿、味辛寒、主陰痿絕傷、莖中痛、利小便、益氣力強志、一名剛前、

蠡實、味甘平、主皮膚寒熱、胃中熱氣、風寒濕痹、堅筋骨、令人嗜食、久服輕身、花葉去白蟲、一名劇草、一名三堅、一名豕首、

菴文引

款冬、證類本草有花字、今從千金翼方本草和名、本草和名云楊玄操音義作東字、味辛溫、主欬逆上氣、善喘、喉痺、諸驚癇、寒熱邪氣、一名橐吾、一名顆凍、本草和名作凍、一名虎鬚、本草和名鬚作鬚、與和名類聚抄下總本伊勢廣本合、一名菟奚、

牡丹、味辛寒、主寒熱、中風、瘈瘲、痙、驚癇、邪氣、除癥堅瘀血留舍腸胃、安五藏、療癰瘡、一名鹿韭、本草和名作韮、俗字、一名鼠姑、

防已、味辛平、主風寒、溫瘧、熱氣、諸癇、除邪、利大小便、一名解離、

女菀、味辛溫、主風寒洗洗、大全本誤作洗法、霍亂、洩痢、腸鳴

上下無常處驚癇寒、熱百疾

澤蘭、味苦微温、主乳婦内衄、中風餘疾、大腹水腫、身面四肢浮腫、骨節中水、金瘡癰腫瘡膿、一名虎蘭、一名龍棗、

地榆、味苦微寒、主婦人乳痓痛、七傷帶下病、止痛除惡肉、止汗、療金瘡、

王孫、味苦平、主五藏邪氣寒濕痺、四肢疼酸、膝冷痛、

爵牀本草和名作床、俗字、味鹹寒、大全本三字黑字恐非、主腰脊痛不得着牀、俛仰艱難、除熱、可作浴湯、

王瓜、本草和名作菝俗字、下土瓜同、味苦寒、主消渴内痺、瘀血月閉

蘋大引

寒熱酸疼，益氣，愈聾。一名土瓜。

馬先蒿，味平，主寒熱鬼疰，中風濕痺，女子帶下病（大全本一作滞），無子。一名馬矢蒿。（千金翼方、證類本草矢作屎，俗字，今從本草和名。）

蜀羊泉，味苦微寒，主頭禿惡瘡熱氣，疥瘙痂癬蟲

積雪草，味苦寒，主大熱惡瘡癰疽，浸淫赤熛，皮膚赤，身熱。

水萍，（本草和名萍作蓱，按說文萍蓱二字不同，玉篇、廣韵以爲同字。）味辛寒，主（治疵）暴熱身痒，下水氣，勝酒，長（烏髮）鬚髮，止消渴，久服輕身。一名水花。（一名水廉 蘋）

海藻，味苦寒，主癭瘤氣，頸下核，破散結氣，癰腫，癥瘕

堅氣腹中上下鳴下十二水腫一名落首

草部下品四十九種

大黄　桔梗　甘遂　亭歷
芫華　澤漆　大戟　蕘花
旋復花　鈎吻　藜蘆　烏頭
天雄　附子　羊躑躅　茵芋
射干　鳶尾　貫衆　半夏
虎掌　莨菪子　蜀漆　恆山
青葙子　牙子　白斂　白芨
蛇全　草蒿　雚菌　連翹

白頭翁　藺茹　羊桃　羊蹄

鹿藿　牛扁　陸英　藎草

夏枯草　烏韮　蚤休　石長生

狼毒　鬼臼　萹蓄　商陸

女青

大黃、味苦寒、主下瘀血血閉、寒熱、破癥瘕積聚、留飲宿食、蕩滌腸胃、推陳致新、通利水穀、調中化食、安和五藏、

桔梗、味辛微温、主胷脅痛如刀刺、腹滿腸鳴幽幽、驚恐悸氣、

甘遂、味苦寒、主大腹疝瘕、腹滿面目浮腫留飲宿食破癥堅積、聚、利水穀道、一名主田、

亭歷千金翼方、證類本草作葶藶、俗字、今從本草和名、 味辛寒、主癥瘕積聚結氣、飲食寒熱、破堅逐邪、通利水道、一名大室、一名大適、

芫花華本草和名 味辛溫、主欬逆上氣、喉鳴喘、咽腫氣短、蠱毒鬼瘧、疝瘕癰腫、殺蟲魚、本草和名无一名去水、

澤漆、味苦微寒、主皮膚熱、大腹水氣、四肢面目浮腫、丈夫陰氣不足、

大戟、味苦寒、主蠱毒、十二水腫滿、急痛積聚、中風皮

膚疼痛、吐逆、一名卬鉅、

蕘花、味苦寒、主傷寒温瘧、下十二水、破大全本誤疊破字積聚大堅癥瘕、蕩滌腸胃中留癖飲食寒熱邪氣、利水道、

旋復花、華本草和名味鹹温、主結氣脇下滿驚悸、除水、去五藏間寒熱、補中下氣、一名金沸草、一名盛椹、

鉤吻、味辛温、主金瘡乳痓、中惡風、欬逆上氣、水腫、殺鬼痓蠱毒、一名野葛、

藜⿱艹梨本草和名蘆味辛寒、主蠱毒欬逆、洩痢腸澼、頭瘍疥瘙惡瘡、殺諸蟲毒、去死肌、一名葱苒、

烏頭、味辛溫、主中風惡風洗洗、（大全本誤作洗法、）出汗除寒濕痺、欬逆上氣、破積聚寒熱、其汁煎之名射罔、殺禽獸、一名奚毒、一名即子、一名烏喙、

天雄、味辛溫、主大風寒濕痺歷節痛、拘攣緩急、破積聚邪氣、金瘡、強筋骨、（大全本作節骨、今從政和本及千金翼方、）輕身健行、一名白幕、

附子、味辛溫、主風寒欬逆邪氣、溫中、金瘡、破癥堅積聚血瘕、（大全本血黑字）寒濕踒躄拘攣膝痛不能行步、

羊躑躅、味辛溫、主賊風在皮膚中、淫淫痛、溫瘧惡毒諸痺、

茵芋、味苦温、主五藏邪氣、心腹寒熱羸瘦、瘧狀發作有時、諸關節風濕痺痛、

射干、味苦平、主欬逆上氣喉痺咽痛不得消息、散結氣、腹中邪逆、食飲大熱、一名烏扇、一名烏蒲、

鳶尾、味苦平、主蠱毒邪氣、鬼疰諸毒、破癥瘕積聚、去水、大全本去作大下三蟲、

貫衆、味苦微寒、主腹中邪熱氣諸毒、殺三蟲、一名貫節、一名貫渠、一名百頭、一名虎卷、一名扁苻、

半夏、味辛平、主傷寒寒熱、心下堅、下氣喉咽腫痛、頭眩、胷脹、欬逆腸鳴、止汗、一名地文、一名水玉、八字段和本无大全本有一名地文一名水玉八字

鬼掌、味苦温主心痛寒熱結氣積聚伏梁傷筋痿拘緩利水道、

莨菪子、本草和名作莨蓎云、楊玄操音義作狼唐、按廣雅作蘭蕩、廣韵同、玉篇作莨菪、味苦、大全本有寒字、主齒痛出蟲、肉痹拘急使人健行見鬼、多食令人狂走、久服輕身、走及奔馬、強志益力通神、一名横唐、

蜀漆葉本草和名味辛平、主瘧及欬逆寒熱、腹中癥堅痞結、積聚邪氣、蠱毒鬼疰、

恆山、千金翼方、證類本草、並作常山、蓋宋人避諱所改、今從本草和名、味苦寒、主傷寒寒熱、熱發温瘧鬼毒、胷中痰結吐逆、一名互草、

青葙子、本草和名無子字、按下云、子名草決明、則此無子字似是、味苦微寒、主邪氣皮膚中熱、風瘙身痒、殺三蟲、子名草決明、療脣口青、一名草蒿、一名萋蒿、

牙子味苦酸寒、政和本酸黑字主邪氣熱氣疥瘙惡瘍瘡痔去白蟲、一名狼牙

白蘞千金翼方、證類本草、蘞作歛、按從草正字、今從本草和名味苦平、主癰腫疽瘡、散結氣、止痛除熱、目中赤、小兒驚癇溫瘧、女子陰中腫痛、一名菟核、一名白草、

白及、本草和名及作芨云、楊玄操音及、按从草俗字、味苦平、主癰腫惡瘡敗疽、大全本無疽字、傷陰死肌胃中邪氣、賊風鬼擊痱緩不收

一名甘根一名連及草

蛇全本草和名引楊玄操音泉、又引蘇敬注云、全、是含字誤也、大全本引注全誤作合、政和本據誤作注文、遂改正文全字作合、誤甚、味苦微寒、主驚癇寒熱邪氣除熱金瘡疽痔、鼠瘻惡瘡頭瘍、一名蛇銜衘本草和名

草蒿味苦寒、主疥瘙痂痒惡瘡殺蝨留熱在骨節間、明目、一名青蒿、一名方潰、

雚菌味鹹平、主心痛溫中去長蟲、大全本誤患白㿃音蘚蟯蟲蛇螫毒、癥瘕諸蟲、一名雚盧、

連翹味苦平、主寒熱鼠瘻瘰癧癰腫惡瘡癭瘤結熱、蠱毒、一名異翹、一名蘭華、本草和名作蔄華、云仁諝音菅、一名折根

一名、軹、一名三廉、

白頭翁、本草和名作白頭公、和名類聚抄同、味苦温、無毒、主温瘧狂易音羊寒熱、癥瘕積聚、癭氣、逐血止痛、療金瘡、一名野丈人、一名胡王使者、

蔄茹、味辛、大全本有酸字、寒、主蝕惡肉、敗瘡死肌、殺疥蟲、排膿惡血、除大風熱氣、善忘不樂、

羊桃、味苦寒、主熛熱身暴赤色、風水、積聚惡瘍、除小兒熱、一名鬼桃、一名羊腸、服本草和名 大全本皆黑字、恐誤、

羊蹄、味苦寒、主頭禿疥瘙、除熱、女子陰蝕、一名東方宿、一名連蟲陸、一名鬼目、

鹿藿味苦平，主蠱毒，女子腰腹痛不樂，腸癰瘰癧瘍氣。

牛扁味苦微寒，主身皮瘡熱氣，可作浴湯，殺牛蝨小蟲，又療牛病。

陸英味苦寒，主骨間諸痺，四肢拘攣疼酸，膝寒痛，陰痿，短氣不足，脚腫。

藎草味苦平，主久欬上氣喘逆，久寒驚悸，痂疥，白秃瘍氣，殺皮膚小蟲。

夏枯草味苦辛寒，主寒熱瘰癧鼠瘻頭瘡，破癥散癭結氣，脚腫濕痺，輕身，一名夕句，一名乃東。本草和名云楊玄操音夏斎反諸本作東字劉桂山先按楊音當是乃辛

烏韭、味甘寒、主皮膚往來寒熱、利小腸膀胱氣、

蚤休、味苦微寒、主驚癇搖頭弄舌、熱氣在腹中、癲疾癰瘡陰蝕、下三蟲、去蛇毒、一名蚩休、（按蚩本草和名）

石長生、味鹹微寒、主寒熱惡瘡大熱、辟鬼氣不祥、一名丹草、

狼毒、味辛平、主欬逆上氣、破積聚飲食寒熱、水氣、惡瘡鼠瘻疽蝕、鬼精蠱毒、殺飛鳥走獸、一名續毒、

鬼臼、味辛溫、（大全本有微溫二字、恐非、）主殺蠱毒鬼疰精物、辟惡氣不祥、逐邪解百毒、一名爵犀、一名馬目毒公、一名九臼、

新修本草

柏作栢

毛寶字

加作茄

萹蓄味苦平主浸淫疥瘙疽痔殺三蟲

商陸味辛平主水脹疝瘕痺熨除癰腫殺鬼精物一名葛根一名夜呼

女青味辛平主蠱毒逐邪惡氣殺鬼溫瘧辟不祥備用作詳一名雀瓢

木部上品二十種

伏苓　松脂　柏實　菌桂

牡桂　杜仲　乾漆　蔓荊實

女貞　桑上寄生　蕤核　五加

蘗木　辛夷　木蘭　榆皮

新修逆上有心

魂下有魄

新修疽上有癰元五字

柏作栢

酸棗　槐實　枸杞　橘柚

伏苓、千金翼方、證類本草、伏作茯、別字、今從本草和名、下伏菟同、味甘平、主逆氣憂恚驚邪恐悸、心下結痛寒熱煩滿欬逆、口焦舌乾、利小便、久服安魂養神、不飢延年、一名伏菟、大全本四字黑字、

松脂味苦温、主疽惡瘡頭瘍白禿疥瘙風氣、安五藏、除熱、久服輕身不老延年、一名松膏、一名松肪、

柏實、政和本及本草和名柏作栢、俗字、今從大全本及千金翼方、味甘平、主驚悸、安五藏、益氣、除風濕痺、久服令人潤澤美色、耳目聰明、不飢不老、輕身延年、

箘桂、千金翼方、證類本草、箘作菌、別字、今從本草和名、味辛温、主百病養精

新修聘作娉

新修腰作要脊无除字痒作癢耐作能

無作无

耐作能

耐作能

神、和顔色、爲諸藥先聘通使、久服輕身不老面生光
華、媚好常如童子、
牡桂味辛温、主上氣欬逆結氣、喉痺吐吸、利關節、補
中益氣、久服通神輕身不老、
杜仲味辛平、主腰脊痛、補中益精氣、堅筋骨、强志、除
陰下痒濕小便餘瀝、久服輕身耐老、一名思仙、
乾漆味辛温、無毒、主絶傷、補中、續筋骨、塡髓腦、安五
藏、五緩六急風寒濕痺、生漆去長蟲、久服輕身耐老
蔓荊實味苦微寒、主筋骨間寒熱、濕痺拘攣、明目堅
齒、利九竅、去白蟲、久服輕身耐老、小荊實亦等、

新修无主字

鬚作鬚

赤痛倒

加作茄

不作主

結下有氣痢

作利

女貞實、本草和名無實字、味苦平、主補中安五藏、養精神、除百疾、久服肥健、輕身不老、

桑上寄生、味苦平、主腰痛、小兒背強、癰腫、安胎、充肌膚、堅髮齒、長鬚眉、其實明目、輕身通神、一名寄屑、一名寓木、一名宛童、大全本四字黑字、

蕤核、味甘溫、主心腹邪結氣、明目、目赤痛傷淚出、久服輕身益氣不飢、本草和名无

五加皮、本草和名加作茄、俗字、味辛溫、主心腹疝氣腹痛、益氣療躄、小兒不能行、疽瘡陰蝕、一名豺漆、

蘗木、味苦寒、主五藏腸胃中結熱、黃疸、腸痔、止泄痢、

新修傷作陽
蝕下有瘡字

无熱字有風字
壁

侯作喉

新修身下有字
酒皶倒癲化
癩痒化瘙、无
耳字

無聚字酸化
支无五字

女子漏下赤白、陰傷蝕、一名檀桓、
辛夷味辛溫、主五藏身體寒熱風、頭腦痛、面䵟、久服
下氣輕身明目、增年耐老、一名辛矧、一名侯桃、一名
房木、
木蘭味苦寒、主身大熱在皮膚中、去面熱赤皰酒皶、
惡風癲疾、陰下痒濕、明耳目、一名林蘭、
榆皮味甘平、主大小便不通、利水道、除邪氣、久服輕
身不飢、其實尤良、一名零榆、
酸棗味酸平、主心腹寒熱、邪結氣聚、四肢酸疼、濕痺、
久服安五藏、輕身延年、

新修、不作能枸化苟

槐實、味苦寒、主五內邪氣熱、止涎唾、補絕傷、五痔火瘡、婦人乳瘕、子藏急痛、

枸杞、味苦寒、主五內邪氣、熱中消渴、周痹、久服堅筋骨、輕身不老、一名杞根、一名地骨、一名枸忌、本草和名作苟忌、一名地輔、

橘柚、味辛溫、主胸中瘕熱逆氣、利水穀、久服去臭、下氣通神、一名橘皮、

木部中品十七種

龍眼　厚朴　豬苓　竹葉

枳實　山茱萸　吳茱萸　秦皮

枝子　合歡　秦椒　衛矛

紫葳　無夷　桑根白皮　松蘿

白棘

龍眼、味甘平、主五藏邪氣、安志厭食、久服強魂、聰明輕身不老、通神明、一名益智、

厚朴、味苦溫、主中風傷寒、頭痛寒熱、驚悸、氣血痺、死肌、去三蟲、

豬苓、味甘平、主痎瘧、解毒蠱疰不祥、利水道、久服輕身耐老、一名猳豬矢、證類本草、千金翼方、矢作屎、俗字、今從本草和名、

竹葉、味苦平、主欬逆上氣、溢筋急、惡瘍、殺小蟲、根作

湯、益氣止渴、補虛下氣、汁主風痓、實通神明、輕身益氣、

枳實、味苦寒、主大風在皮膚中、如麻豆苦癢、除寒熱結、止痢、長肌肉、利五藏、益氣輕身、

山茱萸、味酸平、主心下邪氣寒熱、溫中逐寒濕痹、去三蟲、久服輕身、一名蜀棗、

吳茱萸、味辛溫、主溫中下氣止痛、欬逆寒熱、除濕血痹、逐風邪、開腠理、根殺三蟲、一名藙、

秦皮、味苦微寒、主風寒濕痹洗洗寒氣、除熱、目中青瞖白膜、久服頭不白輕身、

支兗枝子、（證類本草、千金翼方、枝作梔、按古無梔字、今從本草和名、）味苦寒、主五内邪氣、胃中熱氣、面赤、酒皰皶鼻、白癩、赤癩、瘡瘍、一名木丹、（大全本皰皶鼻以下十三字、皆黑字、）

合歡、味甘平、（生川谷兗）主安五藏、利（和兗）心志、令人歡樂無憂、久服輕身明目、得所欲、（生益州兗）

秦椒、味辛温、主風邪氣、温中、除寒痺、堅齒髮、明目、久服輕身、好顔色、耐老、增年、通神、

衛矛、味苦寒、主女子崩中下血、腹滿汗出、除邪、殺鬼毒蠱疰、一名鬼箭、

紫葳、味酸微寒、主婦人産乳餘疾、崩中、癥瘕、血閉、寒

熱羸瘦、養胎、

無夷千金翼方、證類本草、作蕪荑、並別字、今從本草和名味辛、主五内邪氣、散皮膚骨節中淫淫温行毒、去三蟲、化食、一名無姑、一名㲉蘠、

桑根白皮味甘寒、主傷中、五勞六極羸瘦、崩中、脉絶、補虚益氣、葉主除寒熱出汗、桑耳黑者、主女子漏下赤白汁、血病癥瘕積聚、陰痛、陰陽寒熱無子、五木耳名檽、益氣不飢、輕身強志、

松蘿味苦平、主瞋怒邪氣、止虚汗、頭風、女子陰寒腫痛、一名女蘿、

白棘味辛寒、主心腹痛、癰腫潰膿、止痛、一名棘鍼、

木部下品十七種

黃環　石南　巴豆　蜀椒
莽草　郁李人　鼠李　欒華
蔓椒　雷丸　溲疏　藥實根
皂莢　楝實　柳華　桐葉
梓白皮

黃環、味苦平、主蠱毒鬼疰鬼魅邪氣在藏中、除欬逆寒熱、一名凌泉、本草和名凌作陵、一名大就、

石南、本草和名有草字、味辛苦平、主養腎氣、內傷陰衰、利筋骨皮毛、實殺蠱毒、破積聚、逐風痹、一名鬼目、

巴豆、味辛温、主傷寒温瘧寒熱、破癥瘕結聚堅積、留飲痰癖、大腹水脹、蕩練五藏六腑、開通閉塞、利水穀道、去惡肉、除鬼毒蠱疰邪物、殺蟲魚、一名巴椒、

蜀椒、味辛温、主邪氣欬逆、温中、逐骨節皮膚死肌、寒濕痹痛、下氣、久服之、頭不白、輕身增年、

莽草、味辛温、主風頭癰腫、乳癰、疝瘕、除結氣疥瘙、殺蟲魚、

郁李人、政和本作仁、今從大全本、與千金翼方合、本草和名作郁核、味酸平、主大腹水腫、面目四肢浮腫、利小便水道、根主齒齗腫、齲齒堅齒、一名爵李、

鼠李、主寒熱瘰癧瘡、

欒華、味苦寒、主目痛淚出、傷眥、消目腫、

蔓椒、味苦溫、主風寒濕痹、歷節疼、除四肢厥氣膝痛、一名豕椒、

雷丸、味苦寒、主殺三蟲、逐毒氣胃中熱、利丈夫、不利女子、作摩膏除小兒百病、

溲疏、味辛寒、主身皮膚中熱、除邪氣、止遺溺、可作浴湯、

藥實根、味辛溫、主邪氣諸痹疼酸、續絕傷、補骨髓、一名連木、

蕘大‖柳花名絮

皂莢、味辛鹹温、主風痹死肌、邪氣風頭、淚出、利九竅殺精物、

楝實、本草和名楝作練云仁諝音義作楝音練、味苦寒、主温疾傷寒、大熱煩狂、殺三蟲疥瘍、利小便水道、大全本瘍以下六字皆黑字恐非、

柳華、味苦寒、主風水黃疸(亘)面熱黑、一名柳絮、葉主馬疥痂瘡、實主潰癰、逐膿血、子汁療渴、大全本有生琅邪川澤五字、

桐葉、味苦寒、主惡蝕瘡着陰、皮主五痔、殺三蟲、花主傅猪瘡、飼猪肥大三倍、

梓白皮、味苦寒、主熱去三蟲、葉擣傅猪瘡、飼猪肥大三倍、

本草經卷中

本草經卷下

人獸部上品七種

龍骨　牛黃　麝香　髮髲

熊脂　白膠　阿膠

龍骨、味甘平、主心腹鬼疰、精物老魅、欬逆、洩痢膿血、女子漏下、癥瘕堅結、小兒熱氣驚癇、齒主小兒大人驚癇癲疾狂走、心下結氣、不能喘息、諸痙、殺精物、久服輕身通神明延年、

牛黃、味苦平、主驚癇寒熱、熱盛狂痓、除邪逐鬼、

麝香、味辛溫、主辟惡氣、殺鬼精物、溫瘧蠱毒、癇痓、去

三蟲、久服除邪、不夢寤魘寐、
髮髲、本草和名云、楊玄操音走孔反、又尸閏反、仁諝作髲、皮寄反、證類本草千金翼方從仁諝作髲
非是、今從本草和名、味苦温、主五癃關格不通、利小便水道、療
小兒癇、大人痓、仍自還神化、
熊脂、味甘微寒、主風痹不仁、筋急、五藏腹中積聚、寒
熱羸瘦、頭瘍白禿、面皯皰、久服強志不飢、輕身、
白膠、味甘平、主傷中勞絕、腰痛羸瘦、補中益氣、婦人
血閉無子、止痛安胎、久服輕身延年、一名鹿角膠、
阿膠、味甘平、主心腹内崩、勞極洒洒如瘧狀、腰腹痛、
四肢酸疼、女子下血安胎、久服輕身益氣、一名傅致

膠、

獸部中品 七種

犀角 羚羊角 羖羊角 牛角䚡

白馬莖 牡狗陰莖 鹿茸

犀角味苦寒、主百毒蠱疰、邪鬼瘴氣、殺鉤吻鴆羽蛇毒、除邪不迷惑魘寐、久服輕身、

羚羊角、本草和名作零羊角云、仁諝音義正作𪊨、按羚𪊨並說文所無、作零爲是、味鹹寒、主明目益氣起陰去惡血注下辟蠱毒惡鬼不祥安心氣常不魘寐久服強筋骨輕身七字政本黑字 大全本有久服強筋骨輕身七字

羖羊角、味鹹溫、主青盲明目、殺疥蟲、止寒泄、辟惡鬼

虎痕、止驚悸、久服安心益氣輕身、

牛角鰓、下閉血瘀血疼痛、女子帶下、血髓、補中塡骨髓、久服增年、膽可丸藥、

白馬莖、味鹹平、主傷中脉絕、陰不起、強志益氣、長肌肉肥健、生子、眼主驚癇腹滿瘧疾、當殺用之、四字大全本黑字、懸蹄主驚邪瘈瘲乳難、辟惡氣鬼毒蠱疰不祥、政和本作詳、按祥詳古通、

牡狗陰莖、味鹹平、主傷中陰痿不起、令強熱、大生子、除女子帶下十二疾、一名狗精、膽主明目、四字、大全本黑字、

鹿茸、味甘溫、主漏下惡血寒熱、驚癇、益氣強志、生齒

不老角、主惡瘡癰腫、逐邪惡氣、留血在陰中、

獸部下品 四種

六畜毛蹄甲　鼺鼠　麋脂　豚卵

六畜毛蹄甲、味鹹平、主鬼疰蠱毒、寒熱、驚癇、癲痓狂走、駱駝毛尤良、

鼺鼠、主墮胎、令產易、

麋脂、味辛溫、主癰腫惡瘡、死肌、寒、風濕痹、四肢拘緩不收、風頭腫氣、通腠理、一名宮脂、

豚卵、味甘溫、主驚癇癲疾、鬼疰蠱毒、除寒熱、賁豚、五癃、邪氣攣縮、一名豚顛、懸蹄、主五痔、伏熱在腸、腸癰

内餘、

禽部上品 二種

丹雄雞 鴈肪

丹雄雞味甘微温主女子崩中漏下赤白沃補虛温中止血頭主殺鬼東門上者尤良大全本有東門上者尤良六字肪主耳聾腸主遺溺八字、大全本黑字、肶胵裏黃皮微寒大全本有微寒二字攷、和本黑字主泄利屎白主消渴傷寒寒熱黑雌雞主風寒濕痹五緩六急安胎大全本有十四字攷、和本黑字翮羽主下血閉雞子主除熱火瘡癇痓可作虎魄神物雞白蠹肥脂

雁肪味甘平主風攣拘急偏枯氣不通利久服益氣

不飢、輕身耐老、一名鷲肪、

禽部中品一種

鷲矢、千金翼方、證類本草、矢作屎、俗字、今從本草和名、味辛平、主蠱毒鬼疰、逐不祥邪氣、破五癃、利小便、

蟲魚部上品十種

石蜜　蜜蠟　蜂子　牡蠣

桑螵蛸　海蛤　文蛤　龜甲

鯉魚　蠡魚

石蜜味甘平、主心腹邪氣、諸驚癇痓、安五藏、諸不足

益氣、補中、止痛、解毒、除衆病、和百藥、久服強志輕身
不飢不老、一名石飴、
蜜蠟、本草和名作蠟蜜、味甘微温、主下痢膿血、補中、續絶傷、
金瘡、益氣不飢耐老、
蜂子、味甘平、主風頭、除蠱毒、補虚羸傷中、久服令人
光澤、好顔色、不老、大黄蜂子、主心腹脹滿痛、輕身益
氣、土蜂子、主癰腫、一名蜚零、
牡蠣、味鹹平、主傷寒寒熱、温瘧洒洒、驚恚怒氣、除拘
緩、鼠瘻、女子帶下赤白、久服強骨節、殺邪鬼、延年、一
名蠣蛤、

桑螵蛸、味鹹平、主傷中、疝瘕、陰痿、益精生子、女子血閉腰痛、通五淋、利小便水道、一名蝕肬、生桑枝上、採蒸之、

海蛤、味苦平、主欬逆上氣、喘息煩滿、胷痛寒熱、一名魁蛤、

文蛤、主惡瘡蝕五痔、

龜甲、味鹹平、主漏下赤白、破癥瘕、痎瘧、五痔、三字大全本黑字、陰蝕、濕痺、四肢重弱、小兒顖不合、久服輕身不飢、一名神屋、

鯉魚膽、味苦寒、主目熱赤痛青盲、明目、久服強悍益志氣、

蠡魚，味甘寒，主濕痺，面目浮腫，下大水，一名鮦魚。（本草和名引作鮦魚云楊玄操音重）

蟲魚部中品十九種

伏翼　蝟皮　石龍子　露蜂房

樗雞　蚱蟬　白殭蠶　木蝱

蜚蝱　蜚蠊　䗪蟲　蠐螬

蛞蝓　水蛭　鱉甲　鮀魚甲

烏賊魚　蟹　天鼠矢

伏翼，味鹹平，主目瞑明目，夜視有精光。久服令人喜樂，媚好無憂。一名蝙蝠。（大全本有生太山川谷五字。）

蝟皮，味苦平，主五痔陰蝕，下血赤白，五色血汁不止，

鳥

陰腫痛引腰背、酒煮殺之
石龍子、味鹹寒、主五癃邪結氣、破石淋下血、利小便
水道、一名蜥蜴
露蜂房、味苦平、主驚癇瘈瘲、寒熱邪氣、癲疾鬼精蠱
毒腸痔、火熬之良、一名蜂腸、蜂場本草和名
樗雞、本草和名雞作鷄、按說文云籀文雞從鳥、味苦平、主心腹邪氣陰痿、
益精強志、生子、好色、補中輕身、
蚱蟬、味鹹寒、大全本寒黑字、主小兒驚癇夜啼、癲病、寒熱、生楊柳
白殭蠶、味鹹、主小兒驚癇夜啼、去三蟲、滅黑䵟、令人上
面色好、男子陰瘍音亦病、

木蝱、味苦平、主目赤痛、眥傷淚出、瘀血血閉、寒熱酸㾓無子、一名魂常、

蜚蝱、味苦微寒、主逐瘀血、破下血積、堅痞癥瘕、寒熱、通利血脉及九竅、

蜚蠊、味鹹寒、主血瘀癥堅、寒熱、破積聚、喉咽痺、政和本作閉、王肎堂本千金翼方同、今從大全本、與元版千金翼方合、內寒無子、

䗪蟲、味鹹寒、主心腹寒熱洗洗、血積癥瘕、破堅、下血閉、生子大良、一名地鼈、

蠐螬、味鹹微溫、主惡血血瘀、痺氣、破折血在脅下堅滿痛、月閉、目中淫膚、青翳白膜、一名蟦蠐、

蛞蝓味鹹寒主賊風喎僻軼筋及脫肛驚癇攣縮一名陵蠡

水蛭味鹹平主逐惡血瘀血月閉破血瘕積聚無子利水道

鼈甲味鹹平主心腹癥瘕堅積寒熱去痞息肉陰蝕痔惡肉

鮀魚甲本草和名鮀作鱓云音徒何反味辛微溫主心腹癥瘕伏堅積聚寒熱女子崩中下血五色小腹陰中相引痛瘡疥死肌本草和名无

烏賊魚骨味鹹微溫主女子漏下赤白經汁血閉陰

蝕腫痛、寒熱瘢瘕無子、

蟹、味鹹寒、大全本寒黑字主胸中邪氣熱結痛、喎僻面腫、敗漆燒之致鼠、

天鼠矢、千金翼方、證類本草、矢作屎、俗字、今從本草和名、千金翼方、列在伏翼後、味辛寒、主面癰腫、皮膚洗洗時痛、腹中血氣、破寒熱積聚、除驚悸、一名鼠法、本草和名法作姑、一名石肝、大全本八字黑字、

蟲魚部下品十八種

蝦蟇　石蠶　蛇蛻　吳公

馬陸　蠮螉　雀甕　彼子

鼠婦　螢火　衣魚　白頸蚯蚓

螻蛄　蜣蜋　斑猫　地膽

馬刀　貝子

蝦蟇味辛寒、主邪氣、破癥堅、血癰腫、陰瘡、服之不患熱病、

石蠶味鹹寒、主五癃、破石淋、墮胎、肉解結氣、利水道、除熱、一名沙蝨、

蛇蛻、本草和名有皮字、味鹹平、主小兒百二十種驚癇瘈瘲癲疾寒熱、腸痔、蟲毒蛇癇、火熬之良、一名龍子衣、一名蛇符、一名龍子單衣、一名弓皮、

吳公、千金翼方、證類本草、作蜈蚣、俗字、今從本草和名　味辛溫、主鬼疰蠱毒、

噉諸蛇蟲魚毒殺鬼物老精温瘧去三蟲、

馬陸味辛温主腹中大堅癥破積聚息肉惡瘡白秃、一名百足、

蠮螉味辛平主久聾欬逆毒氣出刺出汗、

雀甕雍虫本草和名味甘平主小兒驚癇寒熱結氣蠱毒鬼疰一名躁舍、本草和名躁作蟓俗字、

彼子味甘温主腹中邪氣去三蟲蛇螫蠱毒鬼疰伏尸、

鼠婦味酸温主氣癃不得小便婦人月閉血瘕癇痓寒熱利水道一名負蟠、大全本負誤貞今從政和本與千金翼方合本草和名作

蟠賀云、仁諳音煩、正作蟿婦、一名蛜蝛、本草和名作伊威

螢火、味辛微温、主明目、小兒火瘡傷熱氣、蠱毒鬼疰、通神精、一名夜光、

衣魚、味鹹温無毒、大全本二字黑字、主婦人疝瘕小便不利、小兒中風項強大全本強黑字背起摩之、一名白魚、

白頸蚯蚓、味鹹寒、主蛇瘕、去三蟲伏尸、鬼疰蠱毒、殺長蟲、仍自化作水、

螻蛄、味鹹寒、主產難、出肉中刺、潰癰腫、下哽噎、解毒、除惡瘡、一名蟪蛄、千金翼方證類本草蟪作蟪、俗字、今從本草和名、一名天螻、一名螜、本草和名作螜、俗字、夜出者良、

蜣蜋、味鹹寒、主小兒驚癇瘈瘲、腹脹寒熱、大人癲疾狂易、音羊一名蛣蜣、火熬之良、

斑猫、本草和名猫作苗、味辛寒、主寒熱鬼疰蠱毒、鼠瘻惡瘡、疽蝕死肌、破石癃、一名龍尾、

地膽、味辛寒、主鬼疰寒熱、鼠瘻惡瘡死肌、破癥瘕墮胎、一名芫青、千金翼方證類本草作蚖青、今從本草和名、

馬刀、味辛微寒、主漏下赤白寒熱、破石淋、殺禽獸賊鼠、

貝子、味鹹平、主目瞖鬼疰蠱毒、腹痛下血、五癃、利水道、燒用之良、

新修本草果作菓
蒱作蒲、蘽作藁
雞作鷄、无實
新修附藁本草鈔
新修盆作瓮
无平字
肢作支

果部上品 五種

蒲陶　蓬藁　大棗　藕實

雞頭實

蒲陶、千金翼方、證類本草作葡萄、俗字、今從本草和名、本草和名云、楊玄操作蒲萄、以上据文 味甘平、主筋骨濕痺、益氣倍力強志、令人肥健耐飢、忍風寒、久食輕身不老延年、可作酒、

蓬藁、味酸大全本有鹹字平、主安五藏、益精氣、長陰、令堅、強志倍力有子、久服輕身不老、一名覆盆、据本草和名

大棗、味甘平、主心腹邪氣、安中養脾、助十二經、平胃氣、通九竅、補少氣少津液、身中不足、大驚、四肢重、和

无今字

雞作鷄无暴字

无令字

肢作支

百藥、久服輕身長年、葉覆麻黄、能令出汗

藕實莖（本草和名）、味甘平、主補中養神、益氣力、除百疾、久服輕身耐老、不飢延年、一名水芝丹、

雞頭實、味甘平、主濕痺腰脊膝痛、補中、除暴疾、益精氣強志、令耳目聰明、久服輕身不飢、耐老神仙、一名鴈喙實、

果部中品一種

梅實、味酸平、主下氣除熱煩滿、安心、肢體痛、偏枯不仁死肌、去青黑誌、惡疾、

果部下品二種

无二人字下同

瘡作創

无血字

花作華　瘧作疰

无顏字　梟字微

温字在物下

邪惡字无

杏核人　　桃核人

杏核人、政和本人作仁、本草和名無是字、味甘温、主欬逆上氣、雷鳴、喉痺、下氣、産乳金瘡、寒心賁豚、

桃核人、政和本人作仁、本草和名無是字、味苦平、主瘀血血閉瘕、邪氣、殺小蟲、桃花、殺疰惡鬼、令人好顏色、桃梟、微温、主殺百鬼精物、桃毛、主下血瘕寒熱、積聚、無子、桃蠹、殺鬼、辟邪惡不祥、

菜部上品 五種

白瓜子　瓜蔕　冬葵子　莧實

苦菜

瓠大引水苦者是白瓜甘瓜也

白瓜子、味甘平、主令人悅澤好顏色、益氣不飢久服輕身耐老、一名水芝、

瓜蔕、味苦寒、主大水身面四肢浮腫、下水殺蠱毒、欬逆上氣、及食（大全本食黑字、恐非、）諸果病在胷腹中、皆吐下之、

冬葵子、味甘寒、主五藏六腑、寒熱羸瘦、五癃、利小便、久服堅骨長肌肉、輕身延年、

莧實、味甘寒、主青盲（大全本盲黑字、恐非、）明目、除邪、利大小便、去寒熱、久服益氣力不飢、輕身、一名馬莧、

苦菜、味苦寒、主五藏邪氣、厭穀胃痺、久服安心益氣、聰察少臥、輕身耐老、一名荼草、一名選、

菜部中品五種

蓼實　葱實　薤　水蘇

假蘇

蓼實、味辛温、主明目温中、耐風寒、下水氣、面目浮腫癰瘍、大全本四字黑字、馬蓼去腸中蛭蟲、輕身、

葱實、味辛温、主明目、補中不足、其莖可作湯、主傷寒寒熱出汗、中風面目腫、

薤、味辛温、主金瘡瘡敗、輕身不飢耐老、

水蘇、味辛微温、主下氣殺穀、除飲食、辟口臭、去毒、辟惡氣、久服通神明、輕身耐老

新修本草穀作麥

假蘇、味辛温、主寒熱、鼠瘻瘰癧生瘡破結聚氣下瘀血除濕痺一名鼠蓂

菜部下品二種

苦瓠　水斳

苦瓠、味苦寒、主大水面目四肢浮腫、下水令人吐、

水斳、味甘平、主女子赤沃、止血養精、保血脉、益氣令人肥健嗜食、一名水英、

米穀部上品三種

胡麻　青蘘　麻蕡

胡麻、味甘平、主傷中虚羸、補五内、益氣力、長肌肉、塡

无堅字

五勞二字无

黃卷二字无

髓腦、久服輕身不老、一名巨勝、葉名青蘘、以下本草和名无
青蘘、味甘寒、主五藏邪氣、風寒濕痹、益氣、補腦髓、堅
筋骨、久服耳目聰明、不飢不老、增壽、巨勝苗也、
麻蕡、味辛平、主五勞七傷、利五藏、下血寒氣、多食令
人見鬼狂走、久服通神明輕身、一名麻勃、麻子、味甘
平、主補中益氣、肥健不老、

米穀部中品二種

大豆黃卷　赤小豆

大豆黃卷、味甘平、主濕痹筋攣膝痛、
赤小豆、主下水、排癰腫膿血、

痢化利

米穀部下品一種

腐婢味辛平主痎瘧寒熱邪氣洩痢陰不起病酒頭痛、

本草經卷下

唐本退六種

姑活　別羇　石下長卿

翹根　屈草　淮木

姑活、味甘温、主大風邪氣、濕痺寒痛、久服輕身益壽耐老、一名冬葵子、

別羇（羇添本草作羈）味苦微温、主風寒濕痺、身重、四肢疼酸、寒邪歷節痛、

石下長卿、味鹹平、主鬼疰精物、邪惡氣、殺百精蠱毒老魅注易亡走、啼哭悲傷恍惚、一名徐長卿、

翹根、味甘寒平、主下熱氣、益陰精、令人面悅好、明目、

久服輕身耐老

屈草味苦主胷脅下痛邪氣腸間寒熱陰痺久服輕身益氣耐老

淮木味苦平主久欬上氣傷中虛羸女子陰蝕漏下赤白沃一名百歲城中木

原本友人澁江箱齋所手訂天保丁酉九月使及門井上維熙鈔寫同十月十七日校讀了

業廣

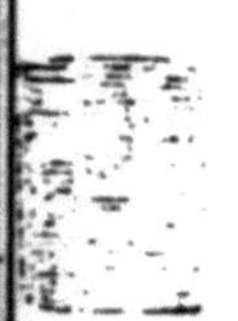

清道光顧觀光輯復本《神農本草經》

楊東方

提　要

顧觀光本《神農本草經》是公認的學術精品。顧觀光（一七九九—一八六二），字賓王，號尚之，別號武陵山人，江蘇金山（今上海市）人，晚清著名的數學家、天文學家、醫學家，《清史稿》有其傳。他學養深厚。張文虎《顧尚之别傳》言他『博通經傳史子百家，尤究極古今中西天文曆算之術，靡不因端竟委，能抉其所以然，而摘其不儘然』『于輿地、訓詁、六書、音韵、宋儒性理，以至二氏術數之學皆能洞徹本末，尤喜校訂古書，綴輯其散佚』。

顧氏家族世代爲醫，顧觀光鄉試不利，后繼承祖業。張文虎《顧尚之别傳》云：『三試鄉闈不售，而祖父相繼没，遂無志科第，承世業爲醫。』他醫術精湛，醫德高尚。張文虎《顧尚之别傳》載：『君視疾，不以饋有無爲意，性坦率，貌黑而肥，衣服樸陋，不知者，以爲村野人。嘗有富人招君，君徒步數里，遇雨，因跣足至門，僕豎詰姓名，告曰：醫者也。入則主人相視錯愕耳語，以爲冒顧先生來者。診已定方，伸紙疾書脉及病狀，引據《内經》、仲景，洋洋千百言，曰：向所治皆誤，今當如是。主人乃改容爲禮，具肩輿以送，君大笑不受，仍跣足歸。』

在顧觀光本之前，孫星衍、孫馮翼輯本品質較高，影響較大，但二孫輯本分爲三卷，且未注意到《本草綱目》所載的『神農本草經目録』，『故三品種數明顯與名例相違』。顧氏認爲這些都是可議之處。

首先，在卷帙方面，顧氏認爲《神農本草經》應爲四卷，他在《神農本草經序》言：『今考《本經》三品，不分部數，上品一百二十種，中品一百二十種，下品一百二十五種（見《本經》名例）。品各一卷，又有序録一卷。故梁《七録》云三卷，而陶氏《别録序》云四卷，韓保昇謂《神農本草》上、中、下并序録合四卷是也。』日本學者森立之也對《神農本草經》的卷數進行了仔細的考證，亦認爲該書應爲四卷，且體見其《重輯神農本草經序》。現在，《神農本草經》爲四卷是學術界較公認的説法。

其次，顧氏認爲《本草綱目》卷二所載的『神農本草經目録』具有極高的價值。重輯《神農本草經》，除了依據《證類本草》白文等輯録正文外，目録次序也很重要。孫星衍、孫馮翼輯本是按《證類本草》藥物目次編排的，但《證類本草》所載的藥物目次是屢經變易的結果，跟《神農本草經》并不完全一致。幸運的是，《本草綱目》卷二載有『神農本草經目録』。顧氏認爲這個目録可以恢復《神農本草經》的部分原貌，故他在《神農本草經序》言：『今去瀕湖二百餘載，古書亡佚殆盡，幸而《證類本草》靈光巋然，又幸而《綱目》卷二具載《本經》目録，得以尋其原委而析其异同。《本經》三百六十五種之文，章章可考，無闕佚，無羨衍，豈非天之未喪斯文而留以有待乎？』

不過，『《本草綱目》全書中所載《本經》藥物品屬，和卷二《本草經目録》藥物三品類别相差很大，却和《證類本草》白字《本草經》藥物品屬大體是相同的』（尚志鈞《諸家輯本〈神農本草經〉皆出于〈證類本草〉白字》，《江蘇中醫雜志》，一九八二年第二期）。這是學術界懷疑《本草綱目》卷二所載的『神農本草經目録』的真實性的一大原因。馬繼與將《本草綱目》卷二所載的『神農本草經目録』跟古《本草經集注》『七情表』等相比較，得出李時珍『所依據的藍本是有其古本依據的』。該目録『應當説是迄今爲止最完整而時代較早的一種』。（馬繼興編《神農本草經輯注》，人民衛生出版社，二〇一三年版，第三百三十三、三百三十八頁）如此看來，顧氏的做法的確有可取之處。

有鑒于以上兩點，顧氏『爰于繙閲之餘，重爲甄録其先後，則以《本經》目録定之，仍用韓氏之説别爲序録一卷』，重輯《神農本草經》，從而産生了與孫氏問經堂輯本齊名的新輯本。晚清學者李慈銘認爲，顧觀光本價值更大，《越縵堂讀書記・武陵山人遺書》言：『（顧）又精醫學，所輯《神農本草經》，較問經堂輯本，條理尤密。』（清李慈銘著《越縵堂讀書記》，上海書店出版社，二〇〇〇年版，第一千一百四十四頁）跟李慈銘相比，《續修四庫全書總目提要》『《神農本草經》四卷（顧觀光）』條對兩個重輯本的評價更爲公允，更爲詳細。《續修四庫全書總目提要》先提出孫星衍、孫馮翼辑本在前，存在可議之處：『清嘉慶中，孫星衍與從子馮翼同輯，始有專書。依舊本上、中、下三品定爲三卷，而三百六十五種之分列于三品者，經歷代醫家編録，遞有增減移改，不能與原數吻合。由于未見《本經》目録，難免間有違誤。然目録具載李時珍《綱目》首卷，孫氏原據《大觀證類本草》爲主，以《綱目》晚出，明代略未考及，失之眉睫。』再提出顧觀光本在後，後出轉精：『觀光據以重編，又遍考唐宋類書所引、出于《證類》之外者，以校經文。其《證類》本書宋、金、元、明刊本，間有异同，亦擇善而從，但求其是。載序録于首，别爲一卷，以符陶弘景《别録序》，及韓保昇所謂上、中、下并序録爲四卷之説。』最後提出兩者都有價值，各有千秋：『孫氏于叢雜淆亂之中，搜剔考求，創始之功不可没，又兼輯附唐以前舊注，主于多存古義；觀光則專在揭明《本經》真面及原編次第，用意各有所重，二者不可偏廢。合而觀之，雖不能謂全無遺議，要已十得八九。』此可謂公允之評。

比較有意思的是，顧觀光對孫星衍重輯的另一部醫書也頗有微詞。顧觀光在《讀外臺秘要書後》言：『近孫淵如頗好古書，取十七卷所引《素女經》四季補益方刊入《平津館》中，不知三十四卷尚有《素女經》八瘕方，失于采録，可謂疏略之甚。』（顧觀光撰《武陵山人雜著》，中華書局，一九八五年版，第五十七頁）

基于對當時『業醫』『考古』分離情况的不滿，顧觀光重輯《神農本草經》。他在《神農本草經序》言：『大率考古者不知醫，業醫者不知古，遂使赤文緑字，埋没于陳編蠹簡之中，不及今而亟爲搜輯，恐數百年後，《證類》一書又復亡佚，則經文永無完璧之期矣。』顧觀光是『業醫』者，又重視『考古』，故在《神農本草經序》之最後有云：『而唐宋類書所引有出《證類》外者，亦備録焉。爲考古計，非爲業醫計也。而非邃于古而明于醫者，恐其聞之而駭且惑也。』精醫知古的確是顧氏成功輯録古籍的關鍵，《續修四庫全書總目提要》『《神農本草經》四卷（顧觀光）』條也强調了這點：『觀光績學之士，深明醫術，嘗助金山錢氏校刻《守山閣叢書》及《珠叢别録》，學益博通。于《内經·素問》、張仲景書，研求深造，并有考述。所撰《傷寒新病論集》，僅成辨脉，平脉，太陽上、中，凡四篇，載武陵山人新著中。其于醫學有成書者僅此種，彌可貴也。』

據顧氏自序，顧觀光完成《神農本草經》的時間爲道光二十四年（一八四四）。但顧觀光本刊刻很晚，直至顧觀光離世二十一年後，即光緒九年（一八八三），在顧氏好友張文虎的推動下，莫祥芝刊刻了《武陵山人遺書》，第六卷收録了《神農本草經》，這也是顧觀光本最早的版本。本書據《武陵山人遺書》本影印。

李瀕湖云神農古本草凡三卷三品共三百六十五種首有名例數條至陶氏作別錄乃拆分各部而三品亦移改又拆出青葙赤小豆二條按本經目錄青葙子在下品非後人拆出也疑葙當作蘘故有三百六十七種逮乎唐宋屢經變易舊制莫考此上並李氏語今考本經三品不分部數上品一百二十種中品一百二十種下品一百二十五種見本經名例品各一卷又有序錄一卷故梁七錄云三卷而陶氏別錄序云四卷韓保昇謂神農本草上中下并序錄合四卷是也梁陶隱居名醫別錄始分玉石草木三品爲三卷蟲獸果菜米食有名未用三品爲三卷又有序錄一卷合爲七卷故別錄序後云本草

經卷上序藥性之原本論病名之形診題記品錄詳覽施用本草經卷中玉石草木三品本草經卷下蟲獸果菜米食三品有名未用三品右三卷其中下二卷藥合七百三十種各別有目錄並朱墨雜書幷子注今大書分爲七卷以上並陶氏語蓋陶氏別錄仍沿本經上中下三卷之名而中下二卷並以三品分爲子卷唐本草譏其草木同品蟲獸共條披覽既難圖繪非易是也別錄於本經諸條間有併析如胡麻經云葉名青蘘卽在胡麻條下而別錄乃分之本經目錄無青蘘中品葱薤下品胡粉錫鏡鼻並各自爲條而別錄乃合之由此類推凡證類本草三品與本經目錄互異者

疑皆陶氏所移李瀕湖所謂拆分各部移改三品者是也青蘘之分蓋自別錄始（唐本草注云本經在草部上品即指別錄原次言之）赤小豆之分則自唐本草始是爲三百六十七種唐本草退姑活別覊石下長卿翹根屈草淮木於有名未用故云三百六十一種（見別錄序後唐本草注）宋本草又退彼子於有名未用故云三百六十種（見補注總叙後）今就證類本草三品計之上品一百四十一種中品一百十三種下品一百五種已與本經名例絶不相符又有人部一種有名未用七種並不言於三品何屬李瀕湖所謂屢經變易舊制莫考者是也李氏綱目世稱爲集大成以今攷之本經而誤注別錄者四種（萆薢

葱薤杏仁從本經拆出而誤注他書者二種土蜂桃蠹蟲原無經文而誤注本經者一種綠青明注本經而經文混入別錄者三種葈耳實鼠婦石龍子經文混入別錄而誤注別錄者六種王不留行龍眼膚青姑活石下長卿燕屎別錄混入經文而誤注本經者四種升麻由跋豬魁鷹屎白夫以瀨湖之博洽而舛誤至此可見著書難校書亦復不易閱寶本草序云朱字墨字無本得同舊注新注其文互缺則宋本已不能無誤又無論瀨湖矣今去瀨湖二百餘載古書亾佚殆盡幸而證類本草靈光巋然又幸而綱目卷二具載本經目錄得以尋其原委而析其異同本經三百六十五種之文章章可考無闕佚無羨衍豈非天

之未喪斯文而蓄以有待乎近孫淵如嘗輯是書刋入問經堂中惜其不考本經目錄故三品種數顯與名例相違繆仲湻張路玉輩未見證類本草而徒據綱目以求經文尤爲荒陋大率考古者不知醫業醫者不知古遂使赤文綠字埋沒於陳編蠹簡之中不及今而亟爲搜輯恐數百年後證類一書又復亾佚則經文永無完璧之期矣爰於繙閱之餘重爲甄錄其先後則以本經目錄定之仍用韓氏之說別爲序錄一卷而唐宋類書所引有出證類外者亦備錄焉爲考古計非爲業醫計也而非邃於古而明於醫者恐其聞之而駭且惑也甲辰九月霜降日顧觀光識

神農本草經　序　六

神農本草經卷一

金山顧觀光尙之學

序錄

上藥一百二十種爲君主養命以應天無毒多服久服不傷人欲輕身益氣不老延年者本上經

丹砂　雲母　玉泉　石鍾乳

礬石　消石　朴硝　滑石

空青　曾青　禹餘糧　太一餘糧

白石英　紫石英　五色石脂　菖蒲

菊花　人參　天門冬　甘草

乾地黃　朮　菟絲子　牛膝

茺蔚子　女萎　防葵　麥門冬

獨活　車前子　木香　薯蕷

薏苡仁　澤瀉　遠志　龍膽

細辛　石斛　巴戟天　白英

白蒿　赤箭　菴蕳子　菥蓂子

蓍實　赤芝　黑芝　青芝

白芝　黃芝　紫芝　卷柏

藍實　蘼蕪　黃連　絡石

蒺藜子　黃耆　肉蓯蓉　防風

蒲黃　香蒲　續斷　漏盧

天名精　決明子　丹參　飛廉

五味子　旋花　蘭草　蛇牀子

地膚子　景天　茵陳蒿　杜若

沙參　徐長卿　石龍芻　雲實

王不留行　牡桂　菌桂　松脂

槐實　枸杞　橘柚　柏實

茯苓　榆皮　酸棗　乾漆

蔓荊實　辛夷　杜仲　桑上寄生

女貞實　蕤核　藕實　大棗

蒲萄　蓬蘽　雞頭實　胡麻

麻蕡　冬葵子　莧實　白瓜子

苦菜　龍骨　麝香　熊脂

白膠　阿膠　石蜜　蜂子

蜜蠟　牡蠣　龜甲　桑螵蛸

中藥一百二十種爲臣主養性以應人無毒有毒斟酌其宜欲遏病補虚羸者本中經

雄黃　雌黃　石硫黃　水銀

石膏　磁石　凝水石　陽起石

理石　長石　石膽　白青

扁青　膚青　乾薑　葈耳實
葛根　括樓根　苦參　茈胡
芎藭　當歸　麻黄　通草
芍藥　蠡實　瞿麥　元參
秦艽　百合　知母　貝母
白芷　淫羊藿　黄芩　石龍芮
茅根　紫菀　紫草　茜根
敗醬　白鮮　酸漿　紫參
藁本　狗脊　萆薢　白兔藿
營實　白薇　薇銜　翹根

水萍　王瓜　地榆　海藻
澤蘭　防己　牡丹　款冬花
石韋　馬先蒿　積雪草　女菀
王孫　蜀羊泉　爵牀　梔子
竹葉　蘗木　吳茱萸　桑根白皮
蕪荑　枳實　厚朴　秦皮
秦椒　山茱萸　紫葳　豬苓
白棘　龍眼　木蘭　五加皮
衛矛　合歡　彼子　梅實
桃核仁　杏核仁　蓼實　葱實

薤　假蘇　水蘇　水靳
髮髲　白馬莖　鹿茸　牛角䚡
羖羊角　牡狗陰莖　羚羊角　犀角
牛黃　豚卵　麋脂　丹雄雞
雁肪　鼈甲　鮀魚甲　蠡魚
鱧魚膽　烏賊魚骨　海蛤　文蛤
石龍子　露蜂房　蚱蟬　白殭蠶

下藥一百二十五種爲佐使主治病以應地多毒不可久服欲除寒熱邪氣破積聚愈疾者本下經

孔公孽　殷孽　鐵精　鐵落

鐵　鉛丹　粉錫　錫鏡鼻

代赭石　戎鹽　大鹽　鹵鹹

青琅玕　礜石　石灰　白堊

冬灰　附子　烏頭　天雄

半夏　虎掌　鳶尾　大黄

葶藶　桔梗　莨菪子　草蒿

旋覆花　藜蘆　鉤吻　射干

蛇合　常山　蜀漆　甘遂

白斂　青葙子　雚菌　白及

大戟　澤漆　茵芋　貫眾

蕘花　牙子　羊蹢躅　芫花

姑活　別羇　商陸　羊蹄

萹蓄　狼毒　鬼臼　白頭翁

羊桃　女青　連翹　石下長卿

䕡茹　烏韭　鹿藿　蚤休

石長生　陸英　藎草　牛扁

夏枯草　屈草　巴豆　蜀椒

皂莢　柳華　楝實　郁李仁

莽草　雷丸　梓白皮　桐葉

石南　黃環　溲疏　鼠李

松蘿　藥實根　蔓椒　欒華

淮木　大豆黃卷　腐婢　瓜蔕

苦瓠　六畜毛蹄甲　燕屎　天鼠屎

鼺鼠　伏翼　蝦蟇　馬刀

蟹　蛇蛻　蝟皮　蠮螉

蜣蜋　蛞蝓　白頸蚯蚓　蠐螬

石蠶　雀甕　樗雞　斑猫

螻蛄　蜈蚣　馬陸　地膽

螢火　衣魚　鼠婦　水蛭

木虻　蜚虻　蜚蠊　䗪蟲

貝子

三品合三百六十五種法三百六十五度一度應一日以成一歲倍其數合七百三十名也（朱本草注云神農本經藥三百六十五種今言倍其數合七百三十名是併名醫別錄副品而言則此一節別錄之文也蓋傳寫浸久朱墨錯亂遂令後世覽之者捃摭此類以謂非神農之書乃後人附記之文率以此故也）

藥有君臣佐使以相宣攝合和宜用一君二臣三佐五使（依明萬歷本）又可一君三臣九佐使也

藥有陰陽配合子母兄弟根莖花實草石骨肉（綱目草石作苗皮）

有單行者有相須者有相使者有相畏者有相惡者有相反者有相殺者凡此七情合和視之（依元大德本）當用相須相

使者良勿用相惡相反者若有毒宜制可用相畏相殺者
不爾勿合用也
藥有酸鹹甘苦辛五味又有寒熱温涼四氣及有毒無毒
陰乾暴乾採造時月生熟土地所出眞僞陳新並各有法
藥性有宜丸者宜散者宜水煮者宜酒漬者宜膏煎者亦
有一物兼宜者亦有不可入湯酒者並隨藥性不得違越
欲療病先察其源先候病機五臟未虛六府未竭血脈未
亂精神未散服藥必活若病已成可得半愈病勢已過命
將難全
若用毒藥療病先起如黍粟病去即止不去倍之不去十

之取去爲度。

療寒以熱藥療熱以寒藥飲食不消以吐下藥鬼疰蠱毒以毒藥癰腫瘡瘤以瘡藥風濕以風濕藥各隨其所宜

病在胸膈以上者先食後服藥病在心腹以下者先服藥而後食病在四肢血脈者宜空腹而在旦病在骨髓者宜飽滿而在夜

夫大病之主有中風傷寒寒熱溫瘧中惡霍亂大腹水腫腸澼下痢大小便不通賁豚上氣欬逆嘔吐黃疸消渴留飲癖食堅積癥瘕驚邪癲癇鬼疰喉痺齒痛耳聾目盲金瘡踒折癰腫惡瘡痔瘻癭瘤男子五勞七傷虛乏羸瘦女

子帶下崩中血閉陰蝕蟲蛇蠱毒所傷此大略宗兆其間變動枝葉各宜依端緒以取之

逸文附錄

神農稽首再拜問于太一小子爲衆子之長矜其飢寒勞苦晝則弦矢逐狩獸同求食飲水夜則巖穴飲處居無處所小子矜之道時風雨殖種五穀去温燥隧隨逐寒暑不憂飢寒風雨疾苦抄本書鈔百五十八

神農稽首再拜問于太一小子曰鑿井出泉五味煎煮口別生熟後乃食咀男女異利子識其父曾聞太古之時人壽過百無殂落之咎獨何氣使然耶御覽耶作也二字古通太一小

子曰天有九門中道最良日月行之名曰國皇字曰老人出見南方長生不死衆耀同光神農乃從其嘗藥以拯救人命 路史炎帝紀注 御覽七十八

太一子曰凡藥上者養命中藥養性下藥養病神農乃作赭鞭鉤鉓從六陰陽與太一外五岳四瀆土地所生草石骨肉心皮毛羽萬千類皆鞭問之得其所能主治當其五味百七十餘毒 御覽九百八十四

上藥令人身安命延昇天神仙遨遊上下役使萬靈體生毛羽行廚立至 抱朴子內篇十一

中藥養性下藥除病能令毒蟲不加猛獸不犯惡氣不行

衆妖併辟同上

藥物有大毒不可入口鼻耳目者即殺人一曰鉤吻二曰鴟三曰陰命四曰內童五曰鴆宋本博物志七

藥種有五物一曰狼毒占斯解之二曰巴豆藿汁解之三曰藜蘆湯解之四曰天雄烏頭大豆解之五曰班茅戎鹽解之毒菜害小兒乳汁解先食飲二升同上

五芝及餌丹砂玉札曾青雄黃雌黃雲母太一禹餘糧皆可單服之皆令人飛行長生抱朴子內篇十一

春夏爲陽秋冬爲陰文選閒居賦注

春爲陽陽溫生萬物文選關中詩注

五味養精神强魂魄五石養髓肌肉肥澤諸藥其味酸者補肝養心除腎病其味苦者補心養脾除肝病其味甘者補脾養肺除心病其味辛者補肺養腎除脾病其味鹹者補腎養肝除肺病故五味應五行四體應四時夫人性生於四時然後命於五行以一補身不死命神以母養子長生延年以子守母除病究年御覽九百八十四

地有固活女疎銅芸紫菀之族水經涑水注

常山有草名神護置之門上每夜叱人初學記五

神農本草經卷二

金山顧觀光尚之學

上品

丹砂味甘微寒主身體五藏百病養精神安魂魄益氣明目殺精魅邪惡鬼久服通神明不老能化爲汞

雲母味甘平主身皮死肌中風寒熱如在車船上除邪氣安五藏益子精明目久服輕身延年一名雲珠一名雲華一名雲英一名雲液一名雲砂一名磷石

玉泉味甘平主五藏百病柔筋強骨安魂魄長肌肉益氣久服耐寒暑不肌渴不老神仙人臨死服五斤死三年

色不變。一名玉朼。初學記作玉桃冠宗奭云今詳泉字乃是漿字於義方允漿中有玉故曰服五斤去古既遠文字脫誤也採玉爲漿斷無疑焉

石鍾乳味甘溫。主欬逆上氣。明目益精。安五藏。通百節。利九竅。下乳汁。

礬石味酸寒。主寒熱泄痢。白沃陰蝕。惡瘡目痛。堅骨齒。鍊餌服之輕身不老增年。一名羽硜。

消石味苦寒。主五藏積熱。胃脹閉。滌去蓄結飲食。推陳致新。除邪氣。鍊之如膏。久服輕身。

朴消味苦寒。主百病。除寒熱邪氣。逐六府積聚。結固留癖。能化七十二種石。鍊餌服之輕身神仙。

滑石味甘寒主身熱泄澼女子乳難癃閉利小便蕩胃中積聚寒熱益精氣久服輕身耐飢長年

空青味甘寒主青盲耳聾明目利九竅通血脈養精神久服輕身延年不老能化銅鐵鉛錫作金

曾青味酸小寒主目痛止淚出風痹利關節通九竅破癥堅積聚久服輕身不老能化金銅

禹餘糧味甘寒主欬逆寒熱煩滿下赤白御覽赤白上有痢字見九百八十八血閉癥瘕大熱鍊餌服之不飢輕身延年

太一餘糧味甘平主欬逆上氣癥瘕血閉漏下除邪氣久服耐寒暑不飢輕身飛行千里神仙一名石腦

白石英味甘微溫主消渴陰痿不足欬逆御覽嘔逆見九百八十七胸膈閒久寒益氣除風濕痺久服輕身長年

紫石英味甘溫主心腹欬逆御覽嘔逆見九百八十七邪氣補不足女子風寒在子宮絕孕十年無子久服溫中輕身延年

青石赤石黃石白石黑石脂等味甘平主黃疸泄痢腸澼膿血陰蝕下血赤白邪氣癰腫疽痔惡瘡頭瘍疥瘙久服補髓益氣肥健不肌輕身延年五石脂各隨五色補五藏

菖蒲味辛溫主風寒濕痺欬逆上氣開心孔補五藏通九竅明耳目出音聲久服輕身不忘不迷惑延年一名昌

陽（此條依明萬歷本）

菊花味苦平主諸風（諸字依綱目補）頭眩腫痛目欲脫淚出皮膚死肌惡風濕痹久服利血氣輕身耐老延年一名節華

人參味甘微寒主補五藏安精神定魂魄止驚悸除邪氣明目開心益智久服輕身延年一名人銜一名鬼蓋

天門冬味苦平主諸暴風濕偏痹強骨髓殺三蟲去伏尸久服輕身益氣延年一名顛勒

甘草味甘平主五藏六府寒熱邪氣堅筋骨長肌肉倍力金瘡尰解毒（綱目解金瘡腫毒）久服輕身延年

乾地黃味甘寒主折跌絕筋傷中逐血痹填骨髓長肌肉

作湯除寒熱積聚除痺生者尤良久服輕身不老一名地髓

朮味苦溫主風寒濕痺死肌痙疸止汗除熱消食作煎餌久服輕身延年不飢一名山薊

菟絲子味辛平主續絕傷補不足益氣力肥健人（此字依綱目補）汁去面䵟久服明目輕身延年一名菟蘆

牛膝味苦酸（御覽作辛見九百九十二）主寒濕痿痺四肢拘攣膝痛不可屈逐血氣傷熱火爛墮胎久服輕身耐老一名百倍

茺蔚子味辛微溫主明目益精除水氣久服輕身　莖主

癮𤻲癢可作浴湯一名益母一名益明一名大札

女萎味甘平主中風暴熱不能動搖跌筋結肉諸不足久服去面䵟䵳好顏色潤澤輕身不老

防葵味辛寒主疝瘕腸泄膀胱熱結溺不下欬逆溫瘧癲癇驚邪狂走久服堅骨髓益氣輕身一名棃蓋

麥門冬味甘平主心腹結氣傷中傷飽胃絡脈絕羸瘦短氣久服輕身不老不肌

獨活味苦平依盧本主風寒所擊金瘡止痛賁豚癇痓女子疝瘕久服輕身耐老一名羌活一名羌青一名護羌使者

車前子味甘寒原有無毒二字依前後文例刪與盧本合主氣癃止痛利水道小便綱目無此二字除濕痹久服輕身耐老一名當道

木香味辛溫此字依前後文例補與盧本合主邪氣辟毒疫溫鬼強志主淋露久服不夢寤魘寐

薯蕷味甘溫主傷中補虛羸除寒熱邪氣補中益氣力長肌肉久服耳目聰明輕身不飢延年一名山芋

薏苡仁味甘微寒主筋急拘攣不可屈伸風濕痹下氣久服輕身益氣其根下三蟲一名解蠡

澤瀉味甘寒主風寒濕痹乳難消水養五藏益氣力肥健久服耳目聰明不飢延年輕身面生光能行水上一名

水瀉一名芒芋一名鵠瀉

遠志味苦溫主欬逆傷中補不足除邪氣利九竅益智慧耳目聰明不忘強志倍力久服輕身不老葉名小草一名棘菀一名葽繞一名細草

龍膽味苦澁鄒本澁作寒主骨間寒熱驚癇邪氣續絕傷定五藏殺蠱毒久服益智不忘輕身耐老一名陵游此條依明萬歷本

細辛味辛溫主欬逆頭痛腦動百節拘攣風濕痹痛死肌久服明目利九竅輕身長年一名小辛

石斛味甘平主傷中除痹下氣補五藏虛勞羸瘦強陰久

服厚腸胃輕身延年一名林蘭

巴戟天味辛微溫主大風邪氣陰痿不起強筋骨安五藏補中增志益氣

白英味甘寒主寒熱八疸消渴補中益氣久服輕身延年一名穀菜此條依明萬歷本

白蒿味甘平主五藏邪氣風寒濕痹補中益氣長毛髮令黑療心懸少食常飢久服輕身耳目聰明不老

赤箭味辛溫主殺鬼精物蠱毒惡氣久服益氣力長陰肥健輕身增年一名離母一名鬼督郵

菴蕳子味苦微寒主五藏瘀血腹中水氣臚脹留熱風寒

濕痺身體諸痛久服輕身延年不老

菥蓂子味辛微溫主明目目痛淚出除痺補五藏益精光久服輕身不老一名蔑菥一名大戢一名馬辛

蓍實味苦平主益氣充肌膚明目聰慧先知久服不饑不老輕身

赤芝味苦平主胸中結益心氣補中增慧智不忘久食輕身不老延年神仙一名丹芝

黑芝味鹹平主癃利水道益腎氣通九竅聰察久食輕身不老延年神仙一名玄芝

青芝味酸平主明目補肝氣安精魂仁恕久食輕身不老

延年神仙一名龍芝

白芝味辛平主欬逆上氣益肺氣通利口鼻强志意勇悍安魄久食輕身不老延年神仙一名玉芝

黄芝味甘平主心腹五邪益脾氣安神忠和和樂久食輕身不老延年神仙一名金芝

紫芝味甘溫主耳聾利關節保神益精堅筋骨好顔色久服輕身不老延年一名木芝

卷柏味辛溫主五藏邪氣女子陰中寒熱痛癥瘕血閉絶子久服輕身和顔色一名萬歲

藍實味苦寒主解諸毒殺蠱蚑疰鬼螫毒久服頭不白輕

身

蘼蕪味辛溫主欬逆定驚氣辟邪惡除蠱毒鬼疰去三蟲
久服通神一名薇蕪

黃連味苦寒主熱氣目痛眥傷泣出明目腸澼腹痛下痢
婦人陰中腫痛久服令人不忘一名王連

絡石味苦溫主風熱死肌癰傷口乾舌焦癰腫不消喉舌
腫水漿不下久服輕身明目潤澤好顏色不老延年一
名石鯪

蒺藜子味苦溫主惡血破癥結積聚喉痹乳難久服長肌
肉明目輕身一名旁通一名屈人一名止行一名豺羽

一名升推

黃耆味甘微溫主癰疽久敗瘡排膿止痛大風癩疾五痔鼠瘻補虛小兒百病一名戴糝

肉蓯蓉味甘微溫主五勞七傷補中除莖中寒熱痛養五藏強陰益精氣多子婦人癥瘕久服輕身

防風味甘溫主大風頭眩痛惡風風邪目盲無所見風行周身骨節疼痹御覽痹作痛見九百九十二與綱目合煩滿久服輕身一名銅芸

蒲黃味甘平主心腹膀胱寒熱利小便止血消瘀血久服輕身益氣力延年神仙

香蒲味甘平主五藏心下邪氣口中爛臭堅齒明目聰耳
久服輕身耐老一名睢
續斷味苦微溫主傷寒補不足金瘡癰傷（御覽癰瘍見九百八十九）折
跌續筋骨婦人乳難久服益氣力一名龍豆一名屬折
漏蘆味苦寒（苦下原有鹹字依前後文例刪與盧本合）主皮膚熱惡瘡疽痔濕
痹下乳汁久服輕身益氣耳目聰明不老延年一名野
蘭
天名精味甘寒主瘀血血瘕欲死下血止血利小便久服
輕身耐老一名麥句薑一名蝦蟇藍一名豕首
決明子味鹹平主青盲目淫膚赤白膜眼赤痛淚出久服

益精光輕身

丹參味苦微寒主心腹邪氣腸鳴幽幽如走水寒熱積聚破癥除瘕止煩滿益氣一名郄蟬草

飛廉味苦平主骨節熱脛重酸疼久服令人身輕依元大德本

五味子味酸溫主益氣欬逆上氣勞傷羸瘦補不足強陰益男子精

旋花味甘溫主益氣去面皯黑色媚好其根味辛主腹中寒熱邪氣利小便久服不飢輕身一名筋根花一名金沸

蘭草味辛平主利水道殺蠱毒辟不祥久服益氣輕身不

老通神明一名水香

蛇牀子味苦平主婦人陰中腫痛男子陰痿濕癢除痹氣利關節癲癇惡瘡久服輕身一名蛇米

地膚子味苦寒主膀胱熱利小便補中益精氣久服耳目聰明輕身耐老一名地葵

景天味苦平主大熱火瘡身熱煩邪惡氣花主女人漏下赤白輕身明目一名戒火一名愼火

茵蔯蒿味苦平主風濕寒熱邪氣熱結黃疸久服輕身益氣耐老

杜若味辛微溫主胸脇下逆氣溫中風入腦戶頭腫痛多

涕淚出久服益精明目輕身一名杜蘅蜀本草云杜若子如豆蔻

沙參味苦微寒主血積驚氣除寒熱補中益肺氣久服利人一名知母

徐長卿味辛溫主鬼物百精蠱毒疫疾邪惡氣溫瘧久服强悍輕身一名鬼督郵

石龍芻味苦微寒主心腹邪氣小便不利淋閉風濕鬼疰惡毒久服補虛羸輕身耳目聰明延年一名龍鬚一名草續斷一名龍珠

雲實味辛溫主泄痢腸澼殺蟲蠱毒去邪惡結氣止痛除寒熱　花主見鬼精物多食令人狂走久服輕身通神

明

王不留行味苦平平字依前後例補與盧本合主金瘡止血逐痛出刺除風痹內寒久服輕身耐老增壽

牡桂味辛溫主上氣欬逆結氣喉痹吐吸利關節補中益氣久服通神輕身不老

菌桂味辛溫主百病養精神和顏色爲諸藥先聘通使久服輕身不老面生光華媚好常如童子

松脂味苦溫主癰疽惡瘡癰字依綱目補頭瘍白秃疥瘙風氣安五藏除熱久服輕身不老延年一名松膏一名松肪

槐實味苦寒主五內邪氣熱止涎唾補絕傷五痔火瘡婦

人乳瘕子藏急痛

枸杞味苦寒主五內邪氣熱中消渴周痹久服堅筋骨輕身不老一名杞根一名地骨一名枸忌一名地輔

橘柚味辛溫主胸中瘕熱逆氣利水穀久服去臭下氣通神一名橘皮證類本草入果部注云自木部今移寇宗奭云橘柚自是兩種故曰一名橘皮是元無柚也豈有兩等之物而治療無一字別者

柏實味甘平主驚悸安五藏益氣除風濕痹久服令人潤澤美色耳目聰明不飢不老輕身延年此條依明萬歷本

茯苓味甘平主胸脅逆氣憂恚驚邪恐悸心下結痛寒熱煩滿欬逆口焦舌乾利小便久服安魂養神不飢延年

一名茯菟

榆皮味甘平主大小便不通利水道除邪氣久服輕身不飢其實尤良一名零榆

酸棗味酸平主心腹寒熱邪結氣聚四肢酸疼濕痺久服安五藏輕身延年

乾漆味辛溫（原有無毒二字依前後文例刪與盧本合）主絕傷補中續筋骨塡髓腦安五藏五緩六急風寒濕痺　生漆去長蟲久服輕身耐老

蔓荊實味苦微寒主筋骨間寒熱濕痺拘攣明目堅齒利九竅去白蟲久服輕身耐老小荊實亦等

辛夷味辛溫主五藏身體寒熱風頭腦痛面䵟久服下氣輕身明目增年耐老一名辛矧一名侯桃一名房木依元大德本

杜仲味辛平主腰脊痛補中益精氣堅筋骨强志除陰下痒濕小便餘瀝久服輕身耐老一名思仙

桑上寄生味苦平主腰痛小兒背强癰腫安胎充肌膚堅髮齒長鬚眉其實明目輕身通神一名寄屑一名寓木一名宛童依元大德本

女貞實味苦平主補中安五藏養精神除百疾久服肥健輕身不老

蕤核味甘溫主心腹邪綱目有熱字結氣明目目赤痛傷淚出久服輕身益氣不飢

藕實莖味甘平主補中養神益氣力除百疾久服輕身耐老不飢延年一名水芝丹

大棗味甘平主心腹邪氣安中養脾助十二經平胃氣通九竅補少氣少津液身中不足大驚四肢重和百藥久服輕身長年　葉覆麻黃能令出汗

葡萄味甘平主筋骨濕痹益氣倍力强志令人肥健耐飢忍風寒久食輕身不老延年可作酒

蓬蘽味酸平主安五藏益精氣長陰令堅鄒本堅作人强志倍

清道光顧觀光輯復本《神農本草經》

力有子久服輕身不老一名覆盆

雞頭實味甘平主濕痺腰脊膝痛補中除暴疾益精氣强志令耳目聰明久服輕身不飢耐老神仙一名鴈喙實

胡麻味甘平主傷中虛羸補五內（御覽五藏見九百八十九）益氣力長肌肉塡髓腦久服輕身不老一名巨勝葉名青蘘 青蘘味甘寒主五藏邪氣風寒濕痺益氣補腦髓堅筋骨久服耳目聰明不飢不老增壽巨勝苗也（本經目錄有胡麻無青蘘考經文通例無有以一物而分爲二種者此文上云葉名青蘘下云巨勝苗也明本是一條矣其析爲二蓋自陶氏別錄始而唐本草復台之注云青蘘本經在草部上品中旣堪噉今從胡麻條下）

麻蕡味辛平主五勞七傷利五藏下血寒氣多食令見鬼

狂走久服通神明輕身一名麻勃

麻子味甘平主補中益氣久服肥健不老神仙（久服二字依綱目補）

冬葵子味甘寒主五藏六府寒熱羸瘦五癃利小便久服堅骨長肌肉輕身延年

莧實味甘寒主青盲明目除邪利大小便去寒熱久服益氣力不飢輕身一名馬莧

白瓜子味甘平主令人悅澤好顏色益氣不飢久服輕身耐老一名水芝

苦菜味苦寒主五藏邪氣厭穀胃痹久服安心益氣聰察少臥輕身耐老一名荼草一名選

龍骨味甘平主心腹鬼疰精物老魅欬逆泄痢膿血女子漏下癥瘕堅結小兒熱氣驚癇　齒主小兒大人驚癎癲疾狂走心下結氣不能喘息諸痙殺精物久服輕身通神明延年（依盧本）

麝香味辛溫主辟惡氣殺鬼精物溫瘧蠱毒癎痓去三蟲久服除邪不夢寤魘寐（此條依明萬歷本）

熊脂味甘微寒主風痹不仁筋急五藏腹中積聚寒熱羸瘦頭瘍白禿面皯皰久服彊志不飢輕身

白膠味甘平主傷中勞絕腰痛羸瘦補中益氣婦人血閉無子止痛安胎久服輕身延年一名鹿角膠

阿膠味甘平主心腹內崩勞極洒洒如瘧狀腰腹痛四肢酸疼女子下血安胎久服輕身益氣一名傅致膠

石蜜味甘平主心腹邪氣諸驚癇痓安五藏諸不足益氣補中止痛解毒除衆病和百藥久服强志輕身不飢不老一名石飴

蜂子味甘平主風頭除蠱毒補虛羸傷中久服令人光澤好顏色不老大黃蜂子主心腹脹滿痛輕身益氣土蜂子主癰腫一名蜚零

蜜蠟味甘微溫主下痢膿血補中續絕傷金瘡益氣不飢耐老

牡蠣味醎平主傷寒寒熱溫瘧洒洒驚恚怒氣除拘緩鼠瘻女子帶下赤白久服强骨節殺邪鬼延年一名蠣蛤

龜甲味醎平主漏下赤白破癥瘕痎瘧五痔陰蝕濕痹四肢重弱小兒顖不合久服輕身不飢一名神屋

桑螵蛸味醎平主傷中疝瘕陰痿益精生子女子血閉腰痛通五淋利小便水道一名蝕肬生桑枝上採蒸之

神農本草經卷三

金山顧觀光尚之學

中品

雄黄味苦平原衍寒字依盧本刪主寒熱鼠瘻惡瘡疽痔死肌殺精物惡鬼邪氣百蟲毒勝五兵鍊食之輕身神仙一名黄金石依盧本

雌黄味辛平主惡瘡頭禿痂疥殺毒蟲蝨身癢邪氣諸毒鍊之久服輕身增年不老

石硫黄味酸溫主婦人陰蝕疽痔惡血堅筋骨除頭禿能化金銀銅鐵奇物

水銀。味辛寒。主疥瘻依明萬歷本痂瘍白禿。殺皮膚中蝨。墮胎。除熱。殺金銀銅錫毒。鎔化還復爲丹。久服神仙不死。

石膏。味辛微寒。主中風寒熱。心下逆氣驚喘。口乾舌焦。不能息。腹中堅痛。除邪鬼。產乳。金瘡。

磁石。味辛寒。主周痹風濕。肢節中痛。不可持物。洗洗酸消。除大熱煩滿及耳聾。一名玄石。

凝水石。味辛寒。主身熱。腹中積聚邪氣。皮中如火燒。煩滿。水飲之。久服不飢。一名白水石。

陽起石。味鹹微溫。主崩中漏下。破子藏中血。癥瘕結氣。寒熱腹痛。無子。陰痿不起。補不足。一名白石。

理石味辛寒主身熱利胃解煩益精明目破積聚去三蟲一名立制石

長石味辛寒主身熱四肢寒厥利小便通血脈明目去瞖眇下三蟲殺蠱毒久服不飢一名方石

石膽味酸寒主明目目痛金瘡諸癇痙女子陰蝕痛石淋寒熱崩中下血諸邪毒氣令人有子鍊餌服之不老久服增壽神仙能化鐵爲銅成金銀（御覽成上有合字見九百八十七）一名畢石

白青味甘平主明目利九竅耳聾心下邪氣令人吐殺諸毒三蟲久服通神明輕身延年不老

扁青味甘平主目痛明目折跌癰腫金瘡不瘳破積聚解毒氣利精神久服輕身不老

膚青味辛平主蠱毒及蛇菜肉諸毒惡瘡

乾薑味辛溫主胸滿欬逆上氣溫中止血出汗逐風濕痹腸澼下痢生者尤良久服去臭氣通神明（開寶本草注云陶注生薑別出菜部非條下今并唐本注移在本條）

枲耳實味甘溫主風頭寒痛風濕周痹四肢拘攣痛惡肉死肌久服益氣耳目聰明強志輕身一名胡枲一名地葵

葛根味甘平主消渴身大熱嘔吐諸痹起陰氣解諸毒

葛穀主下痢十歲已上一名雞齊根

栝樓根味苦寒主消渴身熱煩滿大熱補虛安中續絕傷一名地樓

苦參味苦寒主心腹結氣癥瘕積聚黃疸溺有餘瀝逐水除癰腫補中明目止淚一名水槐一名苦識

茈胡味苦平主心腹依綱目刪去字腸胃中結氣飲食積聚寒熱邪氣推陳致新久服輕身明目益精一名地薰

芎藭味辛溫主中風入腦頭痛寒痹筋攣緩急金瘡婦人血閉無子

當歸味甘溫主欬逆上氣溫瘧寒熱洗洗在皮膚中依盧本

婦人漏下絕子諸惡瘡瘍金瘡煮飲之一名乾歸

麻黃味苦溫主中風傷寒頭痛溫瘧發表出汗去邪熱氣止欬逆上氣除寒熱破癥堅積聚一名龍沙

通草味辛平主去惡蟲除脾胃寒熱通利九竅血脈關節令人不忘一名附支

芍藥味苦平（平字依盧本補）主邪氣腹痛除血痺破堅積寒熱疝瘕止痛利小便益氣

蠡實味甘平主皮膚寒熱胃中熱氣風寒濕痺堅筋骨令人嗜食久服輕身花葉去白蟲一名劇草一名三堅一名豕首

瞿麥味苦寒主關格諸癃結小便不通出刺決癰腫明目去瞖破胎墮子閉血一名巨句麥

元參味苦微寒主腹中寒熱積聚女子產乳餘疾補腎氣令人目明一名重臺

秦艽味苦平主寒熱邪氣寒濕風痺肢節痛下水利小便

百合味甘平主邪氣腹脹心痛利大小便補中益氣

知母味苦寒主消渴熱中除邪氣肢體浮腫下水補不足益氣一名蚳母一名連母一名野蓼一名地參一名水參一名水浚一名貨母一名蝭母

貝母味辛平（依明萬歷本）主傷寒煩熱淋瀝邪氣疝瘕喉痺乳

難金瘡風痓一名空草

白芷味辛溫主女人漏下赤白血閉陰腫寒熱風頭侵目
淚出長肌膚潤澤可作面脂一名芳香

淫羊藿味辛寒主陰痿絕傷莖中痛利小便益氣力强志
一名剛前

黃芩味苦平主諸熱黃疸腸澼泄痢逐水下血閉惡瘡疽
蝕火瘍一名腐腸

石龍芮味苦平主風寒濕痹心腹邪氣利關節止煩滿久
服輕身明目不老一名魯果能一名地椹

茅根味甘寒主勞傷虛羸補中益氣除瘀血血閉寒熱利

小便其苗主下水一名蘭根一名茹根

紫菀味苦溫主欬逆上氣胸中寒熱結氣去蠱毒痿蹷安五藏

紫草味苦寒主心腹邪氣五疸補中益氣利九竅通水道一名紫丹一名紫芺

茜根味苦寒主寒濕風痹黃疸補中

敗醬味苦平主暴熱火瘡赤氣疥瘙疽痔馬鞍熱氣一名鹿腸

白鮮味苦寒主頭風黃疸欬逆淋瀝女子陰中腫痛濕痹死肌不可屈伸起止行步

酸漿味酸平主熱煩滿定志益氣利水道產難吞其實立產一名醋漿

紫參味苦辛寒主心腹積聚寒熱邪氣通九竅利大小便一名牡蒙

藁本味辛溫主婦人疝瘕陰中寒腫痛腹中急除風頭痛長肌膚悅顏色一名鬼卿一名地新

狗脊味苦平主腰背強機關二字原倒依盧本乙轉緩急周痹寒濕膝痛頗利老人一名百枝

萆薢味苦平主腰背痛強骨節風寒濕周痹惡瘡不瘳熱氣

白兎藿味苦平主蛇虺蜂蠆猘狗菜肉蠱毒鬼疰一名白葛

營實味酸溫主癰疽惡瘡結肉跌筋敗瘡熱氣陰蝕不瘳利關節一名牆薇一名牆麻一名牛棘

白薇味苦平主暴中風身熱肢滿忽忽不知人狂惑邪氣寒熱酸疼溫瘧洗洗發作有時

薇銜味苦平主風濕痺歷節痛驚癇吐舌悸氣賊風鼠瘻癰腫一名糜銜

翹根味甘寒原有平字依前後文例刪御覽味苦見九百九十一盧本又作甘平主下熱氣益陰精令人面悅好明目久服輕身耐老

水萍味辛寒主暴熱身痒下水氣勝酒長鬚髮止消渴依綱目久服輕身一名水花

王瓜味苦寒主消渴內痺瘀血月閉寒熱酸疼益氣愈聾一名土瓜

地榆味苦微寒主婦人乳痓痛七傷帶下病止痛除惡肉止汗療金瘡

海藻味苦寒主癭瘤氣頸下核破散結氣癰腫癥瘕堅氣腹中上下鳴下十二水腫一名落首

澤蘭味苦微溫主乳婦內衄御覽血衄見九百九十中風餘疾大腹水腫身面四肢浮腫骨節中水金瘡癰腫瘡膿一名虎

蘭一名龍棗

防已味辛平主風寒溫瘧熱氣諸癎除邪利大小便一名解離

牡丹味辛寒主寒熱中風瘈瘲痙驚癎邪氣除癥堅瘀血留舍腸胃安五藏療癰瘡一名鹿韭一名鼠姑

欵冬花味辛溫主欬逆上氣善喘喉痺諸驚癎寒熱邪氣一名橐吾一名顆涷一名虎鬚一名菟奚

石葦味苦平主勞熱邪氣五癃閉不通利小便水道一名石韀

馬先蒿味苦平苦字依前後例補與盧本合主寒熱鬼疰中風濕痺女

子帶下病無子一名馬屎蒿

積雪草味苦寒主大熱惡瘡癰疽浸淫赤熛皮膚赤身熱

女菀味辛溫主風寒洗洗霍亂泄痢腸鳴上下無常處驚

癇寒熱百疾

王孫味苦平主五藏邪氣寒濕痹四肢疼酸膝冷痛

蜀羊泉味苦微寒主頭禿惡瘡熱氣疥瘙痂癬蟲依明萬歷本

爵牀味鹹寒主腰背痛不得著牀俛仰艱難除熱可作浴

湯

梔子味苦寒主五內邪氣胃中熱氣面赤酒皰皶鼻白癩

赤癩瘡瘍一名木丹

竹葉味苦平主欬逆上氣溢筋急惡瘍綱目溢作療殺小蟲根作湯益氣止渴補虛下氣汁主風痓　實通神明輕身益氣

蘗木味苦寒主五藏腸胃中結熱黃疸腸痔止泄痢女子漏下赤白陰陽傷蝕瘡一名檀桓依盧本

吳茱萸味辛溫主溫中下氣止痛欬逆寒熱除濕血痹逐風邪開腠理　根殺三蟲一名藙

桑根白皮味甘寒主傷中五勞六極羸瘦崩中脈絕補虛益氣　葉主除寒熱出汗　桑耳黑者主女子漏下赤白汁血病癥瘕積聚陰痛陰陽武進鄒氏云陽當作傷寒熱無子

五木耳名檽益氣不飢輕身強志唐本草注云楮耳人常食槐耳用療痔檽柳桑耳此爲五耳軟者並堪啖

蕪荑味辛平此字依前後例補與盧本合主五內邪氣散皮膚骨節中淫淫溫行毒去三蟲化食一名無姑一名蕨蓎

枳實味苦寒主大風在皮膚中如麻豆苦痒除寒熱結止痢長肌肉利五藏益氣輕身

厚樸味苦溫主中風傷寒頭痛寒熱驚悸氣血痹死肌去三蟲

秦皮味苦微寒主風寒濕痹洗洗寒氣除熱目中青瞖白膜久服頭不白輕身

秦椒味辛温主風邪氣溫中除寒痹堅齒髮明月久服輕身好顏色耐老增年通神

山茱萸味酸平主心下邪氣寒熱溫中逐寒濕痹去三蟲久服輕身一名蜀棗

紫葳味酸御覽味鹹見九百九十二　武進鄒氏云今嘗此物味實鹹故從御覽改正微寒主婦産乳餘疾崩中癥瘕血閉寒熱羸瘦養胎

豬苓味甘平依明萬歷本主痎瘧解毒蠱疰不祥利水道久服輕身耐老一名猳猪屎

白棘味辛寒主心腹痛癰腫潰膿止痛一名棘鍼

龍眼味甘平主五藏邪氣安志厭食久服強魂聰明輕身

不老通神明一名益智

木蘭味苦寒主身大熱在皮膚中去面熱赤皰酒皶惡風癲疾陰下痒濕明耳目一名林蘭

五加皮味辛溫主心腹疝氣腹痛益氣療躄小兒不能行疽瘡陰蝕一名豺漆

衛矛味苦寒主女子崩中下血腹滿汗出除邪殺鬼毒蠱疰一名鬼箭

合歡味甘平主安五藏利心志綱目利作和令人歡樂無憂久服輕身明目得所欲

彼子味甘溫主腹中邪氣去三蟲蛇螫蠱毒鬼疰伏尸唐本

草注云，此彼字當木傍作皮，柀仍音彼，木實也。誤入蟲部。嘉祐本草退入有名未用。今考本經目錄，彼子在合歡後梅實前，非木部即果部也。其入蟲部蓋自陶氏別錄始。

梅實，味酸平。主下氣，除熱煩滿，安心，肢體痛，偏枯不仁，死肌，去青黑誌，惡肉。依盧本

桃核仁，味苦平。主瘀血，血閉，癥瘕，邪氣。癥字依綱目補　殺小蟲。桃花，殺疰惡鬼，令人好顏色。桃梟，微溫，主殺百鬼精物。桃毛，主下血瘕，寒熱，積聚，無子。依元大德本　桃蠹，殺鬼邪惡不祥。

杏核仁，味甘溫。主欬逆上氣，雷鳴，喉痹，下氣，產乳，金瘡，寒心，賁豚。

蓼實味辛溫主明目溫中耐風寒下水氣面目浮腫癰瘍

馬蓼去腸中蛭蟲輕身

葱實味辛溫主明目補中不足其莖可作湯主傷寒寒熱出汗中風面目腫

薤味辛溫依明萬歷本主金瘡瘡敗輕身不飢耐老別錄云葱薤異物而今共條考本經目錄則葱薤固二條也蓋亦陶氏合之

假蘇味辛溫主寒熱鼠瘻瘰癧生瘡破結聚氣下瘀血除濕痺一名鼠蓂唐本草注云先居草部中今人食之錄在菜部也考本經目錄則假蘇原在菜部蓋亦陶氏移之綱日云假蘇即荆芥

水蘇味辛微溫主下氣辟口臭去毒辟惡久服通神明輕

身耐老依明萬曆本

水蘄味甘平主女子赤沃止血養精保血脈益氣令人肥健嗜食一名水英别録云論蘄主療合是在上品未解何意乃在下今按下當作中

髮髲味苦溫主五癃關格不通利小便水道療小兒癇大人痓仍自還神化

白馬莖味鹹平主傷中脈絶陰不足强志益氣長肌肉肥健生子眼主驚癇腹滿瘧疾當殺用之　懸蹄主驚邪瘈瘲乳難辟惡氣鬼毒蠱疰不祥

鹿茸味甘溫主漏下惡血寒熱驚癇益氣强志生齒不老角主惡瘡癰腫逐邪惡氣留血在陰中依明萬曆本

牛角䚡下閉血瘀血疼痛女人帶下血　髓補中填骨髓久服增年　膽可丸藥

羖羊角味鹹溫主青盲明目殺疥蟲止寒泄辟惡鬼虎狼止驚悸久服安心益氣輕身

牡狗陰莖味鹹平主傷中陰痿不起令強熱大生子除女子帶下十二疾一名狗精　膽主明目

羚羊角味鹹寒主明目益氣起陰去惡血注下辟蠱毒惡鬼不祥安心氣常不魘寐

犀角味苦寒主百毒蠱疰邪鬼瘴氣殺鉤吻鴆羽蛇毒除邪不迷惑魘寐久服輕身依元大德本

牛黃味苦平主驚癇寒熱熱盛狂痓除邪逐鬼

豚卵味甘溫主驚癇癲疾鬼疰蠱毒除寒熱賁豚五癃邪氣攣縮一名豚顛　懸蹄主五痔伏熱在腸腸癰內蝕

麋脂味辛溫主癰腫惡瘡死肌寒風濕痺四肢拘緩不收風頭腫氣通腠理一名官脂

丹雄雞味甘微溫主女人崩中漏下赤白沃補虛溫中止血通神殺毒辟不祥依元大德本　頭主殺鬼東門上者尤良依明萬曆本　肪主耳聾　腸主遺溺　肶胵裏黃皮主泄利並依元大德本　屎白主消渴傷寒寒熱　黑雌雞主風寒濕痺五緩六急安胎依明萬曆本　翮羽主下血閉　雞

子主除熱火瘡癎痙可作虎魄神物

雞白蠹肥脂此二條依元大德本

雁肪味甘平主風攣拘急偏枯氣不通利久服益氣不飢輕身耐老一名鶩肪

鼈甲味鹹平主心腹癥瘕堅積寒熱去痞息肉陰蝕痔惡肉

鮀魚甲味辛微溫主心腹癥瘕伏堅積聚寒熱女子崩中下血五色小腹陰中相引痛瘡疥死肌陳藏器云鮀魚合作鼉字本經作鮀魚之別名已出本經今以鼉爲鮀非也宜改爲鼉字

蠡魚味甘寒主濕痺面目浮腫下大水一名鮦魚

鯉魚膽味苦寒主目熱赤痛青盲明目久服強悍益志氣

烏賊魚骨味鹹微溫王注素問十一味鹹冷平無毒主女子漏下赤白經汁血閉陰蝕腫痛寒熱癥瘕無子

海蛤味苦平主欬逆上氣喘息煩滿胸痛寒熱一名魁蛤

文蛤主惡瘡蝕御覽主除陰蝕見九百四十二五痔

石龍子味鹹寒主五癃邪結氣破石淋下血利小便水道一名蜥蜴

露蜂房味苦平主驚癇瘈瘲寒熱邪氣癲疾鬼精蠱毒腸痔火熬之良一名蜂腸

蚱蟬味鹹寒主小兒驚癇夜啼癲病寒熱生楊柳上

白殭蠶。味鹹平。此字依前後文例補與盧本合主小兒驚癇夜啼。去三蟲滅黑䵟。令人面色好。男子陰瘍病。

神農本草經卷四

金山顧觀光尚之學

下品

孔公孽。味辛溫。主傷食不化。邪結氣。惡瘡。疽瘻痔。利九竅。

下乳汁。

殷孽。味辛溫。主爛傷瘀血。泄痢寒熱。鼠瘻。癥瘕結氣。一名

薑石。

鐵精。平。主明目化銅。

鐵落。味辛平。主風熱。惡瘡。瘍疽。瘡痂疥。氣在皮膚中。

鐵。主堅肌耐痛。

鉛丹味辛微寒主吐逆胃反驚癇癲疾除熱下氣鍊化還成九光久服通神明

粉錫味辛寒主伏尸毒螫殺三蟲一名解錫御覽七百十九解作鮮

錫鏡鼻主女子血閉癥瘕伏腸絕孕別錄云此物與胡粉異類而今其條當以其非止成一藥故以附見錫品中也按本經日錫鏡鼻別爲一條蓋自陶氏合之

代赭石味苦寒主鬼疰賊風蠱毒殺精物惡鬼腹中毒邪氣女子赤沃漏下一名須丸

戎鹽主明目目痛益氣堅肌骨去毒蠱

大鹽令人吐

鹵鹹味苦寒主大熱消渴狂煩除邪及下蠱毒柔肌膚

靑琅玕味辛平主身痒火瘡癰傷疥瘙死肌一名石珠

礜石味辛大熱主寒熱鼠瘻蝕瘡死肌風痹腹中堅癖邪氣（此三字依綱目補）一名靑分石一名立制石一名固羊石

石灰味辛溫主疽瘍疥瘙熱氣惡瘡癩疾（依元大德本）死肌墮眉殺痔蟲去黑子息肉一名惡灰

白堊味苦溫主女子寒熱癥瘕月閉積聚

冬灰味辛微溫主黑子去肬息肉疽蝕疥瘙一名藜灰

附子味辛溫主風寒欬逆邪氣溫中金瘡破癥堅積聚血瘕寒濕踒躄（御覽痹躄見九百九十）拘攣膝痛不能行步

烏頭味辛溫主中風惡風洗洗出汗除寒濕痹欬逆上氣

破積聚寒熱其汁煎之名射罔殺禽獸。一名奚毒。一名即子。一名烏喙。

天雄味辛溫主大風寒濕痹歷節痛拘攣緩急破積聚邪氣金瘡强筋骨輕身健行一名白幕。

半夏味辛平主傷寒寒熱心下堅下氣喉咽腫痛頭眩胸脹欬逆腸鳴止汗。依元大德本

虎掌味苦溫主心痛寒熱結氣積聚伏梁傷筋痿拘緩利水道。

鳶尾味苦平主蠱毒邪氣鬼疰諸毒破癥瘕積聚去水下三蟲。

大黃味苦寒主下瘀血血閉寒熱破癥瘕積聚畱飲宿食蕩滌腸胃推陳致新通利水穀調中化食安和五藏

葶藶味辛寒主癥瘕積聚結氣飲食寒熱破堅逐邪通利水道一名大室一名大適

桔梗味辛微溫主胸脅痛如刀刺腹滿腸鳴幽幽驚恐悸氣

莨菪子味苦寒主齒痛出蟲肉痹拘急使人健行見鬼多食令人狂走久服輕身走及奔馬強志益力通神一名橫唐

草蒿味苦寒主疥瘙痂痒惡瘡殺蝨武進鄒氏云蝨當作蟲畱熱在

骨節間明目一名青蒿一名方潰

旋復花味鹹溫主結氣脇下滿驚悸除水去五藏間寒熱
補中下氣一名金沸草一名盛椹

藜蘆味辛寒主蠱毒欬逆泄痢腸澼頭瘍疥瘙惡瘡殺諸
蠱毒去死肌一名葱苒

鉤吻味辛溫主金瘡乳痓中惡風欬逆上氣水腫殺鬼疰
蠱毒一名野葛

射干味苦平主欬逆上氣喉痺咽痛不得消息散結氣腹
中邪逆食飲大熱一名烏扇一名烏蒲

蛇合味苦微寒主驚癇寒熱邪氣除熱金瘡疽痔鼠瘻惡

瘡頭瘍。一名蛇銜。（唐本草注云合字乃是含字。陶見誤本。宜改爲含。含銜義同。見古本草也。）

常山。（御覽作恆山。見九百九十二）味苦寒。主傷寒寒熱熱發溫瘧鬼毒。胸中痰結吐逆。一名互草。

蜀漆。味辛平。主瘧及欬逆寒熱。腹中癥堅痞結積聚邪氣。蠱毒鬼疰。

甘遂。味苦寒。主大腹疝瘕。腹滿面目浮腫。留飲宿食。破癥堅積聚。利水穀道。一名主田。

白斂。味苦平。主癰腫疽瘡。散結氣。止痛除熱。目中赤。小兒驚癇溫瘧。女子陰中腫痛。一名菟核。一名白草。

青葙子。味苦微寒。主邪氣。皮膚中熱。風瘙身痒。殺三蟲。子名草決明。療脣口青。一名草蒿。一名萋蒿。

雚菌。味鹹平。主心痛。溫中。去長蟲。白癬。蟯蟲。蛇螫毒。癥瘕諸蟲。一名雚蘆。

白及。味苦平。主癰腫。惡瘡。敗疽。傷陰。死肌。胃中邪氣。賊風鬼擊。痱緩不收。一名甘根。一名連及草。

大戟。味苦寒。主蠱毒。十二水。腹滿急痛。積聚。中風。皮膚疼痛。吐逆。一名邛鉅。

澤漆。味苦微寒。主皮膚熱。大腹水氣。四肢面目浮腫。丈夫陰氣不足。

茵芋。味苦溫。主五藏邪氣。心腹寒熱。羸瘦如瘧狀。發作有時諸關節風濕痹痛。

貫衆味苦微寒。主腹中邪熱氣諸毒殺三蟲。一名貫節。一名貫渠。一名百頭。一名虎卷。一名扁符。

蕘花味苦寒。主傷寒溫瘧下十二水破積聚大堅癥瘕蕩滌腸胃中留癖飲食寒熱邪氣利水道。

牙子味苦寒。主邪氣熱氣疥瘙惡瘍瘡痔去白蟲。一名狼牙。

羊躑躅味辛溫。主賊風在皮膚中淫淫痛溫瘧惡毒諸痹。

芫花味辛溫。主欬逆上氣喉鳴喘咽腫短氣蠱毒鬼瘧疝瘕癰腫殺蟲魚。一名去水。證類本草入木部注云本在草部今移。

姑活。味甘溫。主大風邪氣。濕痺寒痛。久服輕身。益壽耐老。一名冬葵子。依明萬歷本

別羇。味苦微溫。主風寒濕痺。身重。四肢疼酸。寒歷節痛。依元大德本

商陸。味辛平。主水脹。疝瘕痺。熨除癰腫。殺鬼精物。一名募根。一名夜呼。

羊蹄。味苦寒。主頭禿疥瘙。除熱。女子陰蝕。一名東方宿。一名連蟲陸。一名鬼目。

萹蓄。味苦平。主浸淫疥瘙疽痔。殺三蟲。

狼毒。味辛平。主欬逆上氣。破積聚。飲食寒熱。水氣。惡瘡。鼠

瘻疽蝕鬼精蠱毒殺飛鳥走獸一名續毒

鬼臼味辛溫依元大德本主殺蠱毒鬼疰精物辟惡氣不祥逐邪解百毒一名爵犀一名馬目毒公一名九臼

白頭翁味苦溫依盧本主溫瘧狂易寒熱癥瘕積聚癭氣逐血止痛金瘡一名野丈人一名胡王使者

羊桃味苦寒主熛熱身暴赤色風水積聚惡瘍除小兒熱一名鬼桃一名羊腸

女青味辛平主蠱毒逐邪惡氣殺鬼溫瘧辟不祥一名雀瓢

連翹味苦平主寒熱鼠瘻瘰癧癰腫惡瘡癭瘤結熱蠱毒

一名異翹一名蘭華一名折根一名軹一名三廉

石下長卿味鹹平主鬼疰精物邪惡氣殺百精蠱毒老魅注易亾走啼哭悲傷恍惚一名徐長卿

藺茹味辛寒主蝕惡肉敗瘡死肌殺疥蟲排膿惡血除大風熱氣善忘不樂

烏韭味甘寒主皮膚往來寒熱利小腸膀胱氣

鹿藿味苦平主蠱毒女子腰腹痛不樂腸癰瘰癧瘍氣

蚤休味苦微寒主驚癇搖頭弄舌熱氣在腹中癲疾癰瘡陰蝕下三蟲去蛇毒一名蚩休

石長生味鹹微寒主寒熱惡瘡大熱辟鬼氣不祥一名丹

草。

陸英味苦寒主骨間諸痺四肢拘攣疼酸膝寒痛陰痿短氣不足脚腫。

藎草味苦平主久欬上氣喘逆久寒驚悸痂疥白秃瘍氣殺皮膚小蟲。

牛扁味苦微寒主身皮瘡熱氣可作浴湯殺牛蝨小蟲又療牛病。

夏枯草味苦辛寒主寒熱瘰癧鼠瘻頭瘡破癥散癭結氣脚腫濕痺輕身一名夕句一名乃東。

屈草味苦微寒二字依前後文例補主胸脅下痛邪氣腸間寒熱陰

痹。久服輕身益氣耐老。

巴豆味辛溫。主傷寒溫瘧寒熱。破癥瘕結聚堅積留飲痰癖。大腹水脹。蕩練五藏六府。開通閉塞。利水穀道。去惡肉。除鬼毒蠱疰邪物。殺蟲魚。一名巴椒。

蜀椒味辛溫。主邪氣欬逆。溫中。逐骨節皮膚死肌。寒濕痹痛。下氣。久服之頭不白。輕身增年。

皂莢味辛鹹溫。主風痹死肌。邪氣風頭淚出。利九竅。殺精物。

柳華味苦寒。主風水黃疸。面熱黑。一名柳絮。　葉主馬疥痂瘡。　實主潰癰。逐膿血。　子汁療渴。依明萬歷本

楝實味苦寒主溫疾傷寒大熱煩狂殺三蟲疥瘍利小便水道

郁李仁味酸平主大腹水腫面目四肢浮腫利小便水道 根主齒齗腫齲齒堅齒一名爵李

莽草味辛溫主風頭癰腫乳腫疝瘕除結氣疥瘙殺蟲魚

雷丸味苦寒主殺三蟲逐毒氣胃中熱利丈夫不利女子 作摩膏除小兒百病

梓白皮味苦寒主熱去三蟲 葉擣傅猪瘡飼猪肥大三倍

桐葉味苦寒主惡蝕瘡著陰皮主五痔殺三蟲 花主傅

猪蒼餇猪肥大三倍

石南味辛平依前後文例與盧本合主養腎氣內傷陰衰利筋骨皮毛實殺蠱毒破積聚逐風痹一名鬼目

黃環味苦平主蠱毒鬼疰鬼魅邪氣在藏中除欬逆寒熱一名凌泉一名大就

溲疏味辛寒主身皮膚中熱除邪氣止遺溺可作浴湯

鼠李主寒熱瘰癧瘡

松蘿味苦平主瞋怒邪氣止虛汗頭風女子陰寒腫痛一名女蘿

藥實根味辛溫依前後文例與盧本合主邪氣諸痹疼酸續絕傷補

骨髓一名連木

蔓椒味苦溫主風寒濕痹歷節疼除四肢厥氣膝痛一名家椒

欒華味苦寒主目痛淚出傷眥消目腫

淮木味苦平主久欬上氣傷中虛羸女子陰蝕漏下赤白沃一名百歲城中木

大豆黃卷味甘平主濕痹筋攣膝痛 生大豆塗癰腫煑汁飲殺鬼毒止痛證類本草注云先附大豆黃卷條下今分條 赤小豆主下水排癰腫膿血別錄云大小豆共條猶如葱薤義也圖經云赤小豆舊與大豆同條蘇恭分之

腐婢味辛平主痎瘧寒熱邪氣泄痢陰不起病酒頭痛

瓜蒂味苦寒主大水身面四肢浮腫下水殺蠱毒欬逆上氣及食諸果病在胸腹中皆吐下之

苦瓠味苦寒主大水面目四肢浮腫下水令人吐

六畜毛蹄甲味鹹平主鬼疰蠱毒寒熱驚癇癲痓狂走駱駝毛尤良

燕屎味辛平主蠱毒鬼疰逐不祥邪氣破五癃利小便

天鼠屎味辛寒主面癰腫皮膚洗洗時痛腹中血氣破寒熱積聚除驚悸一名鼠法一名石肝

鼺鼠主墮胎令產易

伏翼味鹹平主目瞑明目夜視有精光久服令人憙樂媚好無憂一名蝙蝠生太山川谷證類本草入禽部注云自蟲魚部今移

蝦蟇味辛寒主邪氣破癥堅血癰腫陰瘡服之不患熱病

馬刀味辛微寒主漏下赤白寒熱破石淋殺禽獸賊鼠

蟹味鹹寒主胷中邪氣熱結痛喎僻面腫敗漆燒之致鼠

蛇蛻味鹹平主小兒百二十種驚癇瘛瘲癲疾寒熱腸痔蠱毒蛇癇火熬之良一名龍子衣一名蛇符一名龍子單衣一名弓皮

蝟皮味苦平主五痔陰蝕下血赤白五色血汁不止陰腫痛引腰背酒煑殺之

蠮螉味辛平主久聾欬逆毒氣出刺出汗

蜣蜋味鹹寒主小兒驚癇瘈瘲腹脹寒熱大人癲疾狂易一名蛣蜣火熬之良

蛞蝓味鹹寒主賊風喎僻軼筋及脫肛驚癇攣縮一名陵蠡

白頸蚯蚓味鹹寒主蛇瘕去三蟲伏尸鬼疰蠱毒殺長蟲仍自化作水

螬蠐味鹹微溫主惡血血瘀痺氣破折血在脅下堅滿痛月閉目中淫膚青翳白膜一名蟦蠐

石蠶味鹹寒主五癃破石淋墮胎　肉解結氣利水道除

熱一名沙蝨

雀甕味甘平主小兒驚癇寒熱結氣蠱毒鬼疰一名躁舍

樗雞味苦平主心腹邪氣陰痿益精強志生子好色補中
輕身

斑猫味辛寒主寒熱鬼疰蠱毒鼠瘻惡瘡疽蝕死肌破石
癃一名龍尾

螻蛄味鹹寒主產難出肉中刺潰癰腫下哽噎解毒除惡
瘡一名蟪蛄一名天螻一名螜夜出者良

蜈蚣味辛溫主鬼疰蠱毒噉諸蛇蟲魚毒殺鬼物老精溫
瘧去三蟲

馬陸味辛溫主腹中大堅癥破積聚息肉惡瘡白禿一名百足

地膽味辛寒主鬼疰寒熱鼠瘻惡瘡死肌破癥瘕墮胎一名蚖青

螢火味辛微溫主明目小兒火瘡傷熱氣蠱毒鬼疰通神精一名夜光

衣魚味鹹溫依明萬歷本主婦人疝瘕小便不利小兒中風御覽中風上多頭字見九百四十六項強背起摩之一名白魚

鼠婦味酸溫主氣癃不得小便婦人月閉血瘕癇痓寒熱利水道一名眉蟠一名蛜蝛別錄云一名鼠負言鼠多在坎中背則負之今作婦

字如似乖理

水蛭味鹹平主逐惡血瘀血月閉破血瘕積聚無子利水道

木䖟味苦平主目赤痛眥傷淚出瘀血血閉寒熱酸慚無子一名魂常

蜚䖟味苦微寒主逐瘀血破下血積堅痞癥瘕寒熱通利血脈及九竅

蜚蠊味鹹寒主血瘀癥堅寒熱破積聚喉咽閉依元大德本內寒無子

䗪蟲味鹹寒主心腹寒熱洗洗血積癥瘕破堅下血閉生

子大艮。一名地䗪。

貝子。味鹹平。主目瞖鬼疰蠱毒腹痛下血五癃利水道燒用之艮

錄本草經書後 己丑

神農本草經三品其三百六十五種以應周天之數梁陶宏景名醫别錄又增三百六十五種以白書爲本經墨書爲别錄傳寫已久舛錯甚多今二書皆已亾佚所據者惟綱目而已綱目於本經諸品併入錫銅鏡鼻玉漿大鹽麴根蜀漆海藻實根蒲黄青蘘赤芝黄芝白芝黑芝紫芝柀子瓜蔕松脂天鼠屎白膠一十八種又析出大豆赤小豆木耳檀桓土蜂桃蠹蟲六種凡三百五十三種而綱目以檀桓屬拾遺以土蜂屬别錄以桃蠹蟲屬日華竝不云從本經析出是數典而忘其祖矣序例云神農本草經三百

四十七種除併入一十八種似析出諸種例所不計然大豆赤小豆木耳亦從本經析出何以仍標本經葱薤杏仁顯屬本經中品何以反標別錄反覆推究皆不可通其中緑青葈耳鼠婦石龍子四條經文都無一字豈本經之文歲久殘缺與抑本經之文混入別錄與序例又載本經目錄有木花王不留行龍眼扁青姑活石下長卿燕屎而無綠青朮升麻由跋赭魁青蘘鷹屎白乃與本書互相參差可見著書之難以瀕湖之博洽冠古今者而前後牴牾疑非一人手筆近世如繆仲淳本草經疏張路玉本經逢原經文皆據綱目而於此等疑竇不一爲之疏通證明甚至

以别錄等説混作經言朱紫無別根榦不分益醫學之榛蕪至於今而極矣本經主治其文簡質古奥郎未必果出炎帝要亦先秦古書世惟知素問爲醫之祖而於神農本經無有過而問者豈不重可慨哉今姑郎綱目所載採錄成編名例數條仍冠於首異日當重爲校補與海内同志共珍之

清道光黄奭輯復本《神農本草經》

楊東方

提　要

黄奭（一八〇九—一八五三），字右原，江蘇甘泉人，原籍浙江。黄奭所輯《神農本草經》一向被視爲剽竊本。楊守敬《日本訪書志》卷九云：『案此本與孫氏《問經堂叢書》本全同，唯卷末多補遺二十二條。考孫氏自序，于此書源流甚晰，不應是竊人之書。……而卷末二十二條，非平日用力此學，亦不能得也。……然不應没孫氏名而直署己作。』楊氏評價還比較委婉。范行準的評價則更爲直接：『二孫輯本，即被當時富商黄奭所竊，删去叙録，輯入《黄氏逸書考》，其後書賈又把它列入《漢學堂叢書》。』該觀點現在成爲學界共識。

黄奭出身豪富，其父黄至筠爲嘉道年間八大鹽商之一。可見范行準稱他『富商』無誤。但黄奭并不是不學無術的富商，而是學有專長的學者，曾師從著名學者江藩（一七六一—一八三一），在輯佚上成就斐然。梁啓超在《中國近三百年學術史》中指出：『嘉道以後，輯佚家甚多，其專以此爲業而所輯以多爲貴者，莫如黄右原（奭）、馬竹吾（國翰）兩家。』這樣一個學者會有意抄襲嗎？有没有另外的可能呢？

學術界普遍認爲，黄奭每輯成一書，即付刊版，刷印存樣，以備校勘。惜遇太平天國軍興起，書版只能暫存僧舍，部分書版亦有散亡。黄奭過世後，後世在原有書版的基礎上多次補刊增益，先彙編成《漢學堂叢書》，後又改名爲《黄氏逸書考》。這跟范行準先生所述順序完全相反。跟《漢學堂叢書》相比，《黄氏逸書考》有一個重要變動，那就是對《鄭司農年譜》一書的處理。《漢學堂叢書》將之列爲《高密遺書》第一種，而《黄氏逸書考》則將之編附在《通德堂經解》之後，『蓋以其爲孫星衍所撰，不在黄氏輯佚之列』。（冀叔英《黄奭對輯佚工作的貢獻》，《北京圖書館館刊》，一九九二年第一期）以上表明，《鄭司農年譜》著作權的歸屬，不是黄奭本人確定的，而是後世編纂全書者處理的。

那《神農本草經》著作權的公案，是不是也存在另外一種可能，即黄奭仅在二孫輯本的基礎加以補遺，并没有要竊取此書的意願，只不過《漢學堂叢書》《黄氏逸書考》編纂者不察，將著作權歸屬給了黄奭？

從黄奭所補遺的二十多條可見其功力之深。因補遺是在前書的基礎之上進行的，故本書據《黄氏逸書考》本影印。

子史鉤沉　　逸書考

神農本草經　　甘泉黃奭學

上經

上藥一百二十種爲君主養命以應天無毒多服久服不傷人欲輕身益氣不老延年者本上經

丹沙　雲母　玉泉

石鍾乳　涅石　消石

朴消　滑石　石膽

空青　曾青　禹餘糧

太乙餘糧　白石英　紫石英

五色石脂　白青　扁青　右玉石上品一十八種舊同

昌蒲　鞠華　人參

天門冬　甘草　乾地黃

朮　兔絲子　牛膝

充蔚子　女萎　防葵

茈胡　麥門冬　獨活

車前子　木香　署豫
薏苡仁　澤瀉　遠志
龍膽　細辛　石斛
巴戟天　白英　白蒿
赤箭　奄閭　析蓂子
蓍實　赤黑青白黃紫芝
卷柏　藍實　芎藭
蘼蕪　黃連　絡石
蒺藜子　黃耆　肉松容

防風　蒲黃　香蒲
續斷　漏蘆　營實
天名精　決明子　丹參
茜根　飛廉　五味子
旋華　蘭草　蛇牀子
地膚子　景天　因陳
杜若　沙參　白兎藿
徐長卿　石龍芻　薇銜
雲實　王不留行　升麻

青蘘　姑活　別羈

屈草　淮木　右草上品七十三種舊七十二種

牡桂　菌桂　松脂

槐實　枸杞　柏實

伏苓　榆皮　酸棗

檗木　乾漆　五加皮

蔓荊實　辛夷　桑上寄生

杜仲　女貞實　木蘭

蕤核　橘柚　右木上品二十種舊一十九種

髮髲右人一種舊同

龍骨　麝香　牛黃

熊脂　白膠　阿膠右獸上品六種舊同

丹雄雞　鴈肪右禽上品二種舊同

石蜜　蜂子　蜜蠟

牡蠣　龜甲　桑螵蛸

海蛤　文蛤　蠡魚

鯉魚膽右蟲魚上品一上種舊同

藕實莖　大棗　葡萄

蓬蘽　雞頭實 右果上品五種舊六種

胡麻　麻蕡 右米穀上品二種舊三種

冬葵子　莧實　瓜蔕

瓜子　苦菜 右菜上品五種舊同

丹沙味甘微寒主身體五藏百病養精神安魂魄益氣明目殺精魅邪惡鬼久服通神明不老能化爲汞生山谷 太平御覽引多有生山谷三字大觀本作生符陵山谷俱作黑字考生山谷是經文後人加郡縣耳宜改爲白字而以郡縣爲黑字

下皆仿此

吳普本草曰丹沙神農甘黃帝岐伯苦有毒扁鵲苦李氏大寒或生武陵採無時能化朱成水銀畏磁石惡鹹水太平御覽

名醫曰作末名真朱光色如雲母可析者良生符陵山谷采無時

案說文云丹巴越之赤石也象采丹井丶象丹形古文作回亦作形沙水散石也澒丹沙所化爲水銀也管子地數篇云山上有丹沙者其下有鉒金淮南子地形訓云赤天七百歲生赤丹赤丹七百歲生赤澒高誘云赤丹丹沙也山海經云丹粟粟沙

音之緩急也沙舊作砂非汞即澒省文列仙傳云赤斧能作水澒鍊丹與消石服之按金石之藥古人云久服輕身延年者謂當避穀絕人道或服數十年乃効耳今人和肉食服之遂多相反轉以成疾不可疑古書之虛誣

雲母味甘平主身皮死肌中風寒熱如在車船上除邪氣安五藏益子精明目久服輕身延年一名雲珠一名雲華一名雲英一名雲液一名雲沙一名磷石生山谷

名醫曰生太山齊盧山及琅邪北定山石閒二月采此錄名醫說者即是仲景元化及普所說但後人合之無從別

耳亦以補普書不備也

宋列僊傳云方回鍊食雲母抱朴子僊藥篇云雲母有五種五色並具而多青者名雲英宜以春服之五色並具而多赤者名雲珠宜以夏服之五色並具而多白者名雲液宜以秋服之五色並具而多黑者名雲母宜以冬服之但有青黃二色者名雲沙宜以季夏服之晶晶純白名磷石可以四時長服之也李善文選注引異物志雲母一名雲精入地萬歲不朽說文無磷字玉篇云磷薄也雲母之別名

玉泉味甘平主五藏百病柔筋強骨安魂魄長肌肉益氣久服耐寒暑（御覽引耐字多作能古通）不飢渴不老神僊人臨死服五斤死三年色不變

一名玉札御覽引作玉濃初學記引云玉桃服之長生不死御覽又引云玉桃服之長生不死若不得早服之臨死日服之其尸畢天地不朽則札疑當作桃生山谷

吳普曰玉泉一名玉屑神農岐伯雷公甘李氏平畏冬華惡青竹御覽白玉札如白頭公同上事類賦引云白玉體如白首翁

案周禮玉府王齊則供食玉鄭云玉是陽精之純者食之以禦水氣鄭司農云王齋當食玉屑抱朴子僊藥篇云玉可以烏米酒及地榆酒化之爲水亦可以葱漿消之爲粘亦可餌以爲丸亦可燒以爲粉服之一季以上入水不霑入火不灼刃之不傷

百壽不犯也不可用已成之器傷人無益當得璞玉乃可用也得于闐國白玉尤善其次有南陽徐善亭部界界中玉及日南盧容水中玉亦佳

石鍾乳味甘溫主欬逆上氣明目益精安五藏通百節利九竅下乳汁御覽引云一名畱公乳大觀本作一名公乳黑字生山谷

吳普曰鍾乳一名虛中神農辛桐君黃帝醫和甘扁鵲甘無毒御覽引云李氏大寒生山谷御覽引云太山山谷陰處岸下溜汁成御覽引作聚溜汁所成如乳汁黃白色空中相通二月三月采陰乾

凡吳普本草掌禹錫所引者不復注惟注其出御覽諸書者

名醫曰一名公乳一名蘆石一名夏石生少室及太山采無時

案范子計然云石鍾乳出武都黄白者善列僊傳云卬疏煮石髓而服之謂之石鍾乳鍾當爲湩說文云乳汁也鍾假音字○凡引計然多出藝文類聚文選注御覽及大觀本草

涅石舊作礬石据郭璞注山海經引作涅石味酸寒主寒熱洩利白沃陰蝕惡創目痛堅筋骨齒鍊餌服之輕身不老增年一名羽碮生山谷

吳普曰礬石一名羽碮一名羽澤神農岐伯酸扁鵲鹹雷公酸無毒生河西或隴西或武都石門采無時岐伯久服傷人骨御覽

名醫曰一名羽澤生河西及隴西武都石門采無時

案說文無礬字玉篇云礬石也碮礬石也西山經云女牀之山其陰多涅石郭璞云即礬石也楚人名爲涅石秦名爲羽涅也本草經亦名曰涅石也范子計然云礬石出武都淮南子俶眞訓云以涅染緇高誘云涅礬石也舊涅石作礬石羽涅作羽碮非

消石味苦寒主五藏積熱胃張閉滌去蓄結飲食推陳致新除邪氣鍊之如膏久服輕身御覽引云一名芒硝大觀本作黑字生山谷

吳普曰消石神農苦扁鵲甘凡出掌禹錫所引亦見御覽者不箸所出

名醫曰一名芒消生益州及五都隴西西羌采無時

案范子計然云硝石出隴道據名醫一名芒消又別出芒消條非北山經云京山其陰有元礦疑礦即消異文

朴消味苦寒主百病除寒熱邪氣逐六府積聚結固留癖能化七十二種石鍊餌服之輕身神僊生山谷按御覽生山谷之陰有鹹苦之水狀如芒消而麄

吳普曰朴硝石神農岐伯雷公無毒生益州或山陰入土千歲不變鍊之不成不可服御覽

名醫曰一名消石朴生益州有鹽水之陽采無時

案說文云朴木皮也此葢消石外裹如玉璞耳舊作硝俗字

滑石味甘寒主身熱洩澼女子乳難癃閉利小便蕩胃中積聚寒熱益精氣久服輕身耐飢長年生山谷按御覽甘作苦疑誤又云生赭陽

名醫曰一名液石一名共石一名脫石一名番石生赭陽及太山之陰或掖北白山或卷山采無時

案范子計然云滑石白滑者善南越志云膋城縣出膋石卽滑石也

石膽味酸寒主明目目痛金創諸癇痙女子陰蝕痛石淋寒熱崩中下血諸邪毒氣令人

有子鍊餌服之不老久服增壽神僊能化鐵爲銅成金銀御覽引作合成一名畢石生山谷

吳普曰石膽神農酸小寒李氏大寒桐君辛有毒扁鵲苦無毒御覽引云一名黑石一名銅勒生羌道或句青山二月庚子辛丑采

名醫曰一名黑石一名碁石一名銅勒生羌道羌里句青山二月庚子辛丑日采

案范子計然云石膽出隴西羌道陶宏景云僊經一名立制石周禮瘍醫凡療瘍以五毒攻之鄭云今醫方有五毒之藥作之合黃堥置石膽丹沙雄黃礬石慈石其中

燒之三日三夜其煙上著以雞羽掃取之以注創惡肉破骨則盡出圖經曰故翰林學士楊億嘗筆記直史館楊嵎有瘍生於頰人語之依鄭法合燒藥成注之瘡中遂愈信古方攻病之速也

空青味甘寒主青盲耳聾明目利九竅通血脈養精神久服輕身延年不老能化銅鐵鉛錫作金生山谷

吳普曰空青神農甘一經酸久服有神僊玉女來時使人志高御覽

名醫曰生益州及越嶲山有銅處銅精熏

則生空青其腹中空三月中旬采亦無時

案西山經云皇人之山其下多青郭璞云空青曾青之屬范子計然云空青出巴郡司馬相如賦云丹青張揖云青青雘也顏師古云青雘今之丹青也

曾青味酸小寒主目痛止淚出風痹利關節通九竅破癥堅積聚久服輕身不老能化金銅生山谷

名醫曰生蜀中及越巂采無時

案管子揆度篇云秦明山之曾青荀子云南海則有曾青楊倞注曾青銅之精范子計然云曾青出宏農豫章白青出新淦青色者善淮南子地形訓云青天八百歲生

青會高誘云青曾青石也

禹餘糧味甘寒主欬逆寒熱煩滿下御覽有痢字赤白血閉癥瘕大熱鍊餌服之不飢輕身延年生池澤及山島中

名醫曰一名白餘糧生東海或池澤中

案范子計然云禹餘糧出河東列僊傳云赤斧上華山取禹餘糧博物志云世傳昔禹治水棄其所餘食于江中而爲藥也按此出神農經則禹非夏禹之禹或本名白餘糧名醫等移其名耳

太一餘糧味甘平主欬逆上氣癥瘕血閉漏

下除邪氣久服耐寒暑不飢輕身飛行千里神僊御覽引作若神僊一名石腦生山谷

吳普曰太一禹餘糧一名禹哀神農岐伯雷公甘平李氏小寒扁鵲甘無毒生太山上有甲甲中有白白中有黃如雞子黃色九月采或無時

名醫曰生太山九月采

案抱朴子金丹篇云靈丹經用丹砂雄黃雌黃石硫黃曾青礬石磁石戎鹽太一禹餘糧亦用六一泥及神室祭醮合之三十六日成

白石英味甘微溫主消渴陰痿不足欬逆御覽引作嘔胸鬲間久寒益氣除風溼痹御覽引作陰溼痹久服輕身御覽引作身輕健長年生山谷

吳普曰白石英神農甘岐伯黃帝雷公扁鵲無毒生太山形如紫石英白澤長者二三寸采無時御覽引云久服通日月光

名醫曰生華陰及太山

案司馬相如賦有白坿蘇林云白坿白石英也司馬貞云出魯陽山

紫石英味甘溫主心腹欬逆御覽引作嘔逆邪氣補

不足女子風寒在子宮絕孕十年無子久服
溫中輕身延年生山谷
吳普曰紫石英神農扁鵲味甘平李氏大
寒雷公大溫岐伯甘無毒生太山或會稽
采無時欲令如削紫色達頭如樗蒲者
又曰青石英形如白石英青端赤後者是
赤石英形如白石英赤端白後者是赤澤
有光味苦補心氣黃石英形如白石英黃
色如金赤端者是黑石英形如白石英黑

澤有光御覽掌禹錫引此節文

名醫曰生太山采無時

青石赤石黃石白石黑石脂等味甘平主黃疸洩利腸澼膿血陰蝕下血赤白邪氣癰腫疽痔惡創頭瘍疥搔久服補髓益氣肥健不飢輕身延年五石脂各隨五色補五藏生山谷中

吳普曰五色石脂一名青赤黃白黑符青符神農甘雷公酸無毒桐君辛無毒李氏

小寒生南山或海涯采無時赤符神農雷公甘黃帝扁鵲無毒李氏小寒或生少室或生太山色絳滑如脂黃符李氏小寒雷公苦或生嵩山色如㹠𡿺雁雛采無時白符一名隨髓岐伯雷公酸無毒李氏小寒桐君甘無毒扁鵲辛或生少室天婁山或大山黑符一名石泥桐君甘無毒生洛西山空地

名醫曰生南山之陽一本作南陽又云黑

石脂一名石涅一名石墨

案吳普引神農甘云云五石脂各有條後世合爲一條也范子計然云赤石脂出河東色赤者善列僊傳云赤須子好食石脂

白青味甘平主明目利九竅耳聾心下邪氣令人吐殺諸毒三蟲久服通神明輕身延年不老生山谷

吳普曰神農甘平雷公酸無毒生豫章可消而爲銅御覽

名醫曰生豫章采無時

案范子計然云白青出巴郡

扁青味甘平主目痛明目折跌癰腫金創不瘳破積聚解毒氣御覽引作辟毒利精神久服輕身不老生山谷

吳普曰扁青神農雷公小寒無毒生蜀郡

治丈夫內絕令人有子御覽引云治癰腫風痹久服輕身

名醫曰生朱崖武都朱提采無時

案范子計然云扁青出宏農豫章

右玉石上品一十八種舊同

昌蒲味辛溫主風寒溼痹欬逆上氣開心孔補五藏通九竅明耳目出聲音久服輕身不忘不迷或延年一名昌陽御覽引云生石上一寸九節者久服輕身云云大觀本無生石上三字有云一寸九節者良作黑字生池澤

吳普曰昌蒲一名堯韭藝文類聚引云一名昌陽

名醫曰生上洛及蜀郡嚴道五月十二日采根陰乾

案說文云茚昌蒲也益州生蒻茚蒻也廣雅云卬昌陽昌蒲也周禮醢人云昌本鄭云昌本昌蒲根切之四寸為葅春秋左傳云饗以昌歜杜預云昌歜昌蒲葅呂氏春

秋云冬至後五旬七日昌始生昌者百草之先於是始耕淮南子說山訓云昌羊去蚤蝨而來蛉窮高誘云昌羊昌蒲列僊傳云商邱子胥食昌蒲根務光服蒲韭根離騷草木疏云沈存中云所謂蘭蓀卽今昌蒲是也

鞠華味苦平主風頭眩腫痛目欲脫淚出皮膚死肌惡風溼痹久服利血氣輕身耐老延年一名節華生川澤及田野

吳普曰菊華一名白華初學記一名女華一名女莖

名醫曰一名日精一名女節一名女華一

名女莖一名更生一名周盈一名傳延年一名陰成生雍州正月采根三月采葉五月采莖九月采花十一月采實皆陰乾

案說文云蘜治蘠也蘜日精也似秋華或省作蘜爾雅云蘜治蘠郭璞云今之秋華菊則蘜蘜蘜皆秋華字惟今作菊說文以爲大菊蘧麥假音用之也

人參味甘微寒主補五藏安精神定魂魄止驚悸除邪氣明目開心益智久服輕身延年一名人銜一名鬼蓋生山谷

吳普曰人參一名土精一名神草一名黃

參一名血參一名人微一名玉精神農甘小寒桐君雷公苦岐伯黃帝甘無毒扁鵲有毒生邯鄲三月生葉小兌枝黑莖有毛三月九月采根根有頭足手面目如人御覽

名醫曰一名神草一名人微一名土精一名血參如人形者有神生上黨及遼東二月四月八月上旬採根竹刀刮暴乾無令見風

案說文云薓人薓藥草出上黨廣雅云地精人薓也范子計然云人參出上黨狀類

人者善劉敬叔異苑云人參一名土
精生上黨者佳人形皆具能作兒嚬

天門冬味苦平主諸暴風溼偏痺強骨髓殺
三蟲去伏尸久服輕身益氣延年一名顚勒
爾雅注引云門冬
一名滿冬今無文生山谷

名醫曰生奉高山二月七月八月采根暴
乾

案說文云蘠蘠蘼虋冬也中山經云條谷
之山其草多虋冬爾雅云蘠蘼虋冬列僊
傳云赤須子食天門冬抱朴子僊藥篇云
天門冬或名地門冬或名莚門冬或名顚
棘或名淫羊
食或名管松

甘草味甘平主五藏六府寒熱邪氣堅筋骨長肌肉倍力金創尰解毒久服輕身延年御覽引云一名美草一名密甘大觀本作黑字生川谷

名醫曰一名蜜甘一名美草一名蜜草一名蕗當作蘦草生河西積沙山及上郡二月八日除日采根暴乾十日成

案說文云苷甘草也蘦大苦也苦大苦苓也廣雅云美草甘草也毛詩云隰有苓傳云苓大苦爾雅云蘦大苦郭璞云今甘草蔓延生葉似荷青黃莖赤黃有節節有枝相當或云蘦似地黃此作甘省字蘦苓通

乾地黄味甘寒主折跌絶筋傷中逐血痹填骨髓長肌肉作湯除寒熱積聚除痹生者尤良久服輕身不老一名地髓生川澤

名醫曰一名苄一名芑生咸陽黄土地者佳二月八月采根陰乾

案說文云苄地黄也禮曰鈃毛牛藿羊苄豕薇廣雅云地髓地黄也爾雅云苄地黄郭璞云一名地髓江東呼苄列僊傳云呂尚服地髓

朮味苦溫主風寒溼痹死肌痙疸止汗除熱消食作煎餌久服輕身延年不飢一名山薊

藝文類聚引作山筋生山谷

吳普曰术一名山連一名山芥一名天蘇一名山薑藝文類聚

名醫曰一名山薑一名山連生鄭山漢中南鄭二月三月八月九月采根暴乾

案說文云苿山薊也廣雅云山薑苿也白术牡丹也中山經云首山草多苿郭璞云苿山薊也爾雅云术山薊郭璞云今术似薊而生山中范子計然云术出三輔黃白色者善列僊傳云涓子好餌术抱朴子僊藥篇云术一名山薊一名山精故神藥經曰必欲長生長服山精

兔絲子味辛平主續絶傷補不足益氣力肥健汁去面頗久服明日輕身延秊一名兔蘆生川澤

吳普曰兔絲實一名玉女一名松蘿一名烏蘿一名鴞蘿一名複實一名赤網生山谷御覽

名醫曰一名菟縷一名唐蒙一名玉女一名赤網一名兔纍生朝鮮田野蔓延草木之上色黃而細爲赤網色淺而大爲兔纍

九月采實暴乾

案說文云蒙玉女也廣雅云兔邱兔絲也女蘿松蘿也爾雅云唐蒙女蘿女蘿兔絲又云蒙王女毛詩云爰采唐矣傳云唐蒙菜名又蔦與女蘿傳云女蘿菟絲松蘿也陸璣云今菟絲蔓連草上生黃赤如金今合藥菟絲子是也非松蘿松蘿自蔓松上枝正青與菟絲異楚詞云被薜荔兮帶女蘿王逸云女蘿兔絲也淮南子云千秋之松下有茯苓上有兔絲高誘注云茯苓千歲松脂也菟絲生其上而無根舊作菟非

牛厀味苦酸御覽作辛主寒御覽作傷寒溼痿痹四肢拘攣厀痛不可屈伸逐血氣傷熱火爛墮胎久服輕身耐老御覽作能老一名百倍生川谷

吳普曰牛厀神農甘一經酸黃帝扁鵲甘李氏溫雷公酸無毒生河內或臨邛葉如夏藍莖本赤二月八月采御覽

名醫曰生河內及臨朐二月八月十月采根陰乾

案廣雅云牛莖牛膝也陶宏景云其莖有節似膝故以爲名也膝當爲厀

充蔚子味辛微溫主明目益精除水氣久服輕身莖主癮疹痒可作浴湯一名益母一名益明一名大札生池澤

名醫曰一名貞蔚生海濱五月采

案說文云蓷萑也廣雅云益母充蔚也爾雅云萑蓷郭璞云今茺蔚也毛詩云中谷有蓷傳云蓷鵻也陸璣云舊說及魏博士濟陰周元明皆云菴閭是也韓詩及三蒼說悉云益母故曾子見益母而感劉歆曰蓷臭穢臭穢即茺蔚也舊作茺非

女萎味甘平主中風暴熱不能動搖跌筋結肉諸不足久服去面黑皯好顏色潤澤輕身不老生山谷按御覽委萎在藥部八又有女萎在藥部十

吳普曰委萎一名葳蕤一名玉馬一名地節一名蟲蟬一名烏萎一名熒一名玉竹

神農苦一經甘桐君雷公扁鵲甘無毒黄帝辛生太山山谷葉青黄相値如薊二月七月采洽中風暴熱久服輕身御覽一名左眄久服輕身耐老同上

名醫曰一名熒一名地節一名玉竹一名馬熏生太山及邱陵立春後采陰乾

案爾雅云熒委萎郭璞云藥草也葉似竹大者如箭竿有節葉狹而長表白裏青根大如指長一二尺可啖陶宏景云按本經有女萎無萎蕤別錄有萎蕤而爲用正同疑女萎卽萎蕤也惟名異耳陳藏器云魏志樊阿傳青黏一名黄芝一名地節此卽

萎蕤

防葵味辛寒主疝瘕腸洩膀光熱結溺不下欬逆溫瘧癲癇驚邪狂走久服堅骨髓益氣輕身一名梨蓋生山谷

吳普曰房葵一名梨蓋一名爵離一名房苑一名晨草一名利如一名方蓋神農辛小寒桐君扁鵲無毒岐伯雷公黃帝苦無毒莖葉如葵上黑黃二月生根根大如桔梗根中紅白六月花白七月八月實白三

月二日采根御覽

名醫曰一名房慈一名爵離一名農果一名利茹一名方蓋生臨淄及嵩高太山少室三月三日采根暴乾

案博物志云防葵與狼毒相似

茈胡味苦平主心腹去腸胃中結氣飲食積聚寒熱邪氣推陳致新久服輕身明目益精一名地熏

吳普曰茈胡一名山菜一名茹草神農岐

伯雷公苦無毒生冤句二月八月采根御覽

名醫曰一名山菜一名茹草葉一名芸蒿辛香可食生宏農及冤句二月八月采根暴乾

案博物志云芸蒿葉似邪蒿春秋有白蒻長四五寸香美可食長安及河內並有之夏小正云正月采芸月令云仲春芸始生呂氏春秋云菜之美者華陽之芸皆卽此也急就篇有芸顏師古注云卽今芸蒿也然則是此茈胡葉矣茈柴前聲相轉名醫別錄前胡條非陶宏景云本經上品有茈胡而無此晚來醫乃用之

麥門冬味甘平主心腹結氣傷中傷飽胃絡

脈絕羸瘦短氣久服輕身不老不飢生川谷及隄阪

吳普曰一名馬韭一名虋冬一名忍冬一名忍陵一名不死藥一名僕壘一名隨脂太平御覽引云秦一名烏韭楚一名馬韭越一名羊韭齊一名愛韭一名禹韭一名禹餘糧神農岐伯甘平黃帝桐君雷公甘無毒李氏甘小溫扁鵲無毒生山谷肥地葉如韭肥澤叢生采無時實青黃

名醫曰秦名羊韭齊名愛韭楚名馬韭越

名羊韭一名禹葭一名禹餘糧葉如韭冬夏長生生函谷肥土石間久廢處二月三月八月十月采陰乾

案說文云菍菍冬草中山經云青要之山是多僕纍據吳普說卽麥門冬也忍菍纍纍音同陶宏景云實如青珠根似穬麥故謂麥門冬

獨活味苦平主風寒所擊金瘡止痛賁豚癇痓女子疝瘕久服輕身耐老一名羌活一名羌青一名護羌使者生川谷

吳普曰獨活一名胡王使者神農黃帝苦

無毒八月采此藥有風花不動無風獨搖御覽名醫曰一名胡王使者一名獨搖草此草得風不搖無風自動生雍州或隴西南安二月八月采根暴乾

案列僊傳云山圖服羌活獨活則似二名護羌胡王皆羌字緩聲猶專諸爲專設諸庾公差爲庾公之斯非有義也

車前子味甘寒無毒主氣癃止痛利水道小便除溼痹久服輕身耐老一名當道御覽有云一名

牛舌大觀本作牛遺黑字生平澤按徐本無無毒二字

名醫曰一名芣苢一名蝦蟇衣一名牛遺一名勝舄生眞定邱陵阪道中五月五日采陰乾

案說文云芣一曰芣苢苢芣苢一名馬舄其實如李令人宜子周書所說廣雅云當道馬舄也爾雅云芣苢馬舄馬舄車前璞云今車前草大葉長穗好生道邊江東呼爲蝦蟇衣又藚牛蘈孫炎云車前一名牛蘈毛詩云采采芣苢傳云芣苢馬舄馬舄車前也陸璣云馬舄一名車前一名当道喜在牛跡中生故曰車前當道也今藥中車前子是也幽州人謂之牛舌草

木香味辛主邪氣辟毒疫溫鬼強志主淋露御覽引云主氣不足大觀本作黑字久服不夢寤魘寐御覽引云一名密青又云輕身致神僊大觀本俱作黑字生山谷按鮑刻御覽作一名木蜜香

名醫曰一名蜜香生永昌

署豫舊作薯蕷御覽作署豫是味甘溫主傷中補虛羸除寒熱邪氣補中益氣力長肌肉久服耳目聰明輕身不飢延年一名山芋生山谷

吳普曰薯蕷一名諸署御覽作署豫一名諸署藝文類聚亦作諸齊越名山芋一名修脆一名兒草御覽引云

秦楚名玉延齊越名山芋鄭趙名山芋一名玉延神農甘小溫桐君雷公甘御覽作苦無毒或生臨朐鍾山始生赤莖細蔓五月華白七月實青黃八月熟落根中白皮黃類芋御覽引云二月三月八月采根惡甘遂

名醫曰秦楚名玉延鄭越名土諸生嵩高二月八月采根暴乾

案廣雅云玉延諸藇署蕷也北山經云景山草多藷藇郭璞云根似羊蹄可食今江南單呼爲藷語有輕重耳范子計然云藷藇本出三輔白色者善本草衍義云山藥上一字犯宋英廟諱下一字曰蕷唐代宗名豫故改下一字爲藥

薏苡仁味甘微寒主筋急拘攣不可屈伸風溼痹下氣久服輕身益氣其根下三蟲一名解蠡生平澤及田野

名醫曰一名屋菼一名起實一名贛生眞定八月采實采根無時

案說文云蔐蔐苢一曰蔐英贛一曰薏苢廣雅云贛起實啻吕也吳越春秋鯀娶於有莘氏之女名曰女嬉年壯未孳嬉於砥山得薏苡而吞之意若爲人所感因而姙孕後漢書馬援傳援在交趾常餌薏苡實用能輕身省欲以勝瘴蔐俗作薏非

澤瀉味甘寒主風寒溼痹乳難消水養五藏

益氣力肥健久服耳目聰明不飢延年輕身面生光能行水上一名水瀉一名芒芋一名鵠瀉生池澤

名醫曰生汝南五月八月采根陰乾

案說文云藚水舄也爾雅云蕍蕮郭璞云今澤蕮又藚牛脣郭璞云毛詩傳云水蕮也如續斷寸寸有節拔之可復毛詩云言采其藚傳云藚水舄也陸璣云今澤舄也其葉如車前草大其味亦相似徐州廣陵人食之

遠志味苦溫主欬逆傷中補不足除邪氣利九竅益智慧耳目聰明不忘強志倍力久服

輕身不老葉名小草一名棘菀陸德明爾雅音義引作蒬
一名葽繞御覽作要繞一名細草生山谷
名醫曰生太山及冤句四月采根葉陰乾
案說文云蒬蕀蒬也廣雅云蕀菀遠志也其上謂之小草爾雅云葽繞蕀蒬郭璞云今遠志也似麻黃赤華葉銳而黃

龍膽味苦澀主骨閒寒熱驚癇邪氣續絕傷定五藏殺蠱毒久服益智不忘輕身耐老一名陵游生山谷
名醫曰生齊朐及冤句二月八月十一月

十二月采根陰乾

細辛味辛溫主欬逆頭痛𠿊動百節拘攣風溼痹痛死肌久服明目利九竅輕身長季一名小辛生山谷

吳普曰細辛一名細草御覽引云一名小辛神農黃帝雷公桐君辛小溫岐伯無毒李氏小寒如葵葉色赤黑一根一葉相連御覽引云三月八月采根

名醫曰生華陰二月八月采根陰乾

案廣雅云細條少辛細辛也中山經云浮戲之山上多少辛郭璞云細辛也管子地員篇云小辛大蒙范子計然云細辛出華陰色白者善

石斛味甘平主傷中除痹下氣補五藏虛勞羸瘦強陰久服厚腸胃輕身延年一名林蘭御覽引云一名禁生大觀本作黑字生山谷

吳普曰石斛神農甘平扁鵲酸李氏寒御覽

名醫曰一名禁生一名杜蘭一名石蓫生六安水傍石上七月八月采莖陰乾

案范子計然云石斛出六安

巴戟天味辛微溫主大風邪氣陰痿不起強筋骨安五藏補中增志益氣生山谷

名醫曰生巴郡及下邳二月八月采根陰乾

白英味甘寒主寒熱八疸消渴補中益氣久服輕身延季一名穀菜元本誤作黑字生山谷

名醫曰一名白草生益州春采葉夏采莖秋采花冬采根

案爾雅云苻鬼目郭璞云今江東有鬼目草莖似葛葉圓而毛子如耳璫也赤色叢

生唐本注白英云此鬼目草也

白蒿味甘平主五藏邪氣風寒溼痹補中益氣長毛髮令黑療心縣少食常飢久服輕身耳目聰明不老生川澤

名醫曰生中山二月采

案說文云蘩白蒿也艾冰臺也廣雅云蘩母蒡葧也爾雅云艾冰臺郭璞云今艾白蒿夏小正云二月采蘩傳云蘩由胡由胡者蘩母也蘩母者旁勃也爾雅云蘩皤蒿郭璞云白蒿又蘩由胡郭璞云未詳毛詩云于以采蘩傳云蘩皤蒿也又采蘩祁祁傳云蘩白蒿也陸璣云凡艾白色者爲皤蒿楚詞王逸注云艾白蒿也按皤白音義

皆相近艾是藥名本草經無者
郎白蒿是也名醫别出艾條并

赤箭味辛溫主殺鬼精物蠱毒惡氣久服益氣力長陰肥健輕身增年一名離母一名鬼督郵生山谷

吳普曰鬼督郵一名神草一名閻狗或生太山或少室莖如箭赤無葉根如芋子三月四月八月采根日乾治癰腫御覽

名醫曰生陳倉雍州及太山少室三月四月八月采根暴乾

案抱朴子云按儛方中有合離草一名獨搖一名離母所以謂之合離離母者此草爲物下根如芋魁有游子十二枚周環之去大魁數尺雖相須而實不相連但以氣相屬耳别説云今醫家見用天麻即是此赤箭根

菴閭子舊作菴藺御覽菴閭是味苦微寒主五藏瘀血腹中水氣臚張留熱風寒溼痹身體諸痛久服輕身延秊不老生川谷

吳普曰菴閭神農雷公桐君岐伯苦小溫無毒李氏溫或生上黨葉青厚兩相當七月花白九月實黑七月九月十月采驢馬

神農本草經

食僊去御覽

名醫曰駏驢食之神僊生雍州亦生上黨及道邊十月采實陰乾

案司馬相如賦有菴閭張揖云菴閭蒿也子可治疾

析蓂子味辛微溫主明目目痛淚出除痹補五藏益精光久服輕身不老一名蔑析一名大蕺一名馬辛生川澤及道旁

吳普曰析蓂一名析目一名榮冥一名馬驛雷公神農扁鵲辛李氏小溫四月采乾

二十日生道旁得細辛良畏乾薑苦參薺實神農無毒生野田五月五日采陰乾治

治腹脹御覽

名醫曰一名大薺生咸陽四月五月采暴乾

案說文云蓂析蓂大薺也廣雅云析蓂馬辛也爾雅云析蓂大薺郭璞云薺葉細俗呼之曰老薺

舊作菥非

蓍實味苦平主益氣充肌膚明目聰慧先知久服不飢不老輕身生山谷

吳普曰蓍實味苦酸平無毒主益氣充肌膚明目聰慧先知久服不飢不老輕身生少室山谷九月采實日乾御覽

名醫曰生少室八月九月采實日乾

案說文云蓍蒿屬生千歲三百莖史記龜策傳云蓍百莖共一根

赤芝味苦平主胸中結益心氣補中增慧智不忘久食輕身不老延年神僊一名丹芝黑芝味鹹平主癃利水道益腎氣通九竅聰察久食輕身不老延年神僊一名元芝青芝味

酸平主明目補肝氣安精魂仁恕久食輕身不老延年神僊一名龍芝白芝味辛平主欬逆上氣益肺氣通利口鼻強志意勇悍安魄久食輕身不老延年神僊一名玉芝黄芝味甘平主心腹五邪益脾氣安神忠信和樂久食輕身不老延年神僊一名金芝紫芝味甘溫主耳聾利關節保神益精氣堅筋骨好顏色久服輕身不老延年一名木芝生山谷舊作六種今并

吳普曰紫芝一名木芝

名醫曰赤芝生霍山黑芝生恒山青芝生
太山白芝生華山黃芝生嵩山紫芝生高
夏地上色紫形如桑御覽六芝皆無毒六月
八月采

案說文云芝神草也爾雅云茵芝郭璞云
芝一歲三華瑞草禮內則云芝栭盧植注
云芝木芝也楚詞云采三秀于山閒王逸
云三秀謂芝草後漢書華陀傳有漆葉青
麩散注引陀傳曰青麩者一名地節一名
黃芝主理五藏益精氣本字書無麩字相
傳音女廉反列僊傳云呂尚服澤芝抱朴
子僊藥篇云赤者如珊瑚白者如截肪黑

者如澤漆青者如翠羽黃者如
紫金而皆光明洞徹如堅冰也

卷柏味辛溫生山谷主五藏邪氣女子陰中寒熱痛癥瘕血閉絕子久服輕身和顏色一名萬歲生山谷石間

吳普曰卷柏神農辛桐君雷公甘御覽引
云一名
豹足一名求股一名萬
歲一名神枝時生山谷

名醫曰一名豹足一名求股一名交時生常山五月七月采陰乾

案范子計然云
卷柏出三輔

藍實味苦寒主解諸毒殺蠱蚑注鬼螫毒久服頭不白輕身生平澤

名醫曰其莖葉可以染青生河內

案說文云葴馬藍也藍染青草也爾雅云葴馬藍郭璞云今大葉冬藍也周禮掌染草鄭注云染草藍蒨象斗之屬夏小正五月啓灌藍毛詩云終朝采藍箋云藍染草也

芎藭味辛溫主中風入腦頭痛寒痹筋攣緩急金創婦人血閉無子生川谷

吳普曰芎藭御覽引云一名香果神農黃帝岐伯雷

公辛無毒扁鵲酸無毒李氏生溫熟寒或生胡無桃山陰或太山御覽作或斜谷西嶺或太山葉香細青黑文赤如藁本冬夏叢生五月華赤七月實黑莖端兩葉三月采根有節似馬銜狀

名醫曰一名胡窮一名香果其葉名蘼蕪生武功斜谷西嶺三月四月采根暴乾

案說文云营营藭香草也芎司馬相如說或从弓春秋左傳云有山鞠窮乎杜預云鞠窮所以禦溼西山經云號山其草多芎藭郭璞云芎藭一名江蘺范子計然云芎

藭生始無枯者善猶處司馬相如賦有芎藭司馬貞引司馬彪云芎藭似藁本郭璞云今歷陽呼爲江離

蘼蕪味辛溫主欬逆定驚氣辟邪惡除蠱毒鬼注去三蟲久服通神一名薇蕪生川澤

吳普曰蘪蕪一名芎藭御覽

名醫曰一名茳蘺芎藭苗也生雍州及寃句四月五月采葉暴乾

案說文云蘪蘪蕪也蘺茳蘺蘪蕪爾雅云蘄茝蘪蕪郭璞云香草葉小如委狀淮南子云似蛇牀山海經云臭如蘪蕪司馬相如賦有江離蘪蕪司馬貞引樊光云藁本

一名蘪蕪 根名蘄茝

黃連味苦寒主熱氣目痛眥傷泣出明目腸澼腹痛下利婦人陰中腫痛久服令人不忘一名王連生川谷

吳普曰黃連神農岐伯黃帝雷公苦無毒李氏小寒或生蜀郡太山之陽御覽

名醫曰生巫陽及蜀郡太山二月八月采

案廣雅云王連黃連也范子計然云黃連出蜀郡黃肥堅者善

絡石味苦溫主風熱死肌癰傷口乾舌焦癰

腫不消喉舌腫水漿不下久服輕身明目潤澤好顏色不老延秊一名鯪石生川谷

吳普曰落石一名鯪石一名明石一名縣石一名雲華一名雲珠一名雲英一名雲丹神農苦小温雷公苦無毒扁鵲桐君甘無毒李氏大寒云藥中君采無時御覽

名醫曰一名石蹉一名略石一名明石一名領石一名縣石生太山或石山之陰或高山巖石上或生人閒正月采

案西山經云上申之山多硌石疑卽此郭璞云硌磊硌大石皃非也唐本注云俗名耐冬山南人謂之石血以其包絡石木而生故名絡石別錄謂之石龍藤以石上生者良

蒺藜子味苦溫主惡血破癥結積聚喉痹乳難久服長肌肉明目輕身一名旁通一名屈人一名止行一名豺羽一名升推御覽引云一名水香大觀本無文生平澤或道旁

名醫曰一名卽藜一名茨生馮翊七月八月採實暴乾

案說文云薺蒺蔾也詩曰牆有薺以茨爲茅葦閉屋字爾雅云茨蒺蔾郭璞云布地蔓生細葉子有三角刺人毛詩云牆有茨傳云茨蒺蔾也舊本作蒺蔾非

黃耆味甘微溫主癰疽久敗創排膿止痛大風癩疾五痔鼠瘻補虛小兒百病一名戴糝生山谷

名醫曰一名戴椹一名獨椹一名芰草一名蜀脂一名百本生蜀郡白水漢中二月十月采陰乾

肉松容味甘微溫主五勞七傷補中除莖中

寒熱痛養五藏強陰益精氣多子婦人癥瘕久服輕身生山谷

吳普曰肉蓯蓉一名肉松蓉神農黃帝鹹雷公酸小溫御覽作李氏小溫生河西御覽作東山陰地長三四寸叢生或代郡御覽下有鴈門二字二月至八月采御覽引云陰乾用之

名醫曰生河西及代郡鴈門五月五日采陰乾

案吳普云一名肉松蓉當是古本蓉即容字俗寫蓯蓉非正字也陶宏景云是野馬

精落地所生生時似肉舊作肉蓯蓉非

防風味甘溫無毒主大風頭眩痛惡風風邪目盲無所見風行周身骨節疼痺御覽作痛煩滿久服輕身一名銅芸御覽作芒生川澤按徐本無無毒二字

吳普曰防風一名迴雲一名回草一名百枝一名蕳根一名百韭一名百種神農黃帝岐伯桐君雷公扁鵲甘無毒李氏小寒或生邯鄲上蔡正月生葉細圓青黑黃白五月花黃六月實黑三月十月采根日乾

琅邪者良御覽
名醫曰一名茴草一名百枝一名屛風一
名蘭根一名百蜚生沙苑及邯鄲琅邪上
蔡二月十月采根暴乾
案范子計然云防風出三輔白者善
蒲黃味甘平主心腹膀光寒熱利小便止血
消瘀血久服輕身益氣力延年神僊生池澤
名醫曰生河東四月采
案玉篇云蒚謂今蒲頭有臺臺上有重臺中出黃卽蒲黃陶宏景云此卽蒲釐花上

黃粉也嚮經亦用此攷爾雅苻離

上蒚苻離與蒲釐聲相近疑卽此

香蒲味甘平主五藏心下邪氣口中爛臭堅

齒明目聰耳久服輕身耐老御覽作能老一名雎

御覽云雎蒲生池澤

吳普曰雎一名雎石一名香蒲神農雷公

甘生南海池澤中御覽

名醫曰一名醮生南海

案說文云蒚草也玉篇云蒚香草也又音

蒲本草圖經云香蒲蒲黃苗也春初生嫩

葉未出水時紅白色

茸茸然周禮以爲菹

續斷味苦微溫主傷寒補不足金創癰傷折跌續筋骨婦人乳難御覽作乳癰云崩中漏血大觀本作黑字久服益氣力一名龍豆一名屬折生山谷

名醫曰一名接骨一名南草一名槐生常山七月八月采陰乾

案廣雅云裹續斷也范子計然云續斷出三輔桐君藥録云續斷生蔓延葉細莖如荏大根本黄白有汁七月八月采根

漏蘆味苦鹹寒主皮膚熱惡創疽痔溼痹下乳汁久服輕身益氣耳目聰明不老延年一

名野蘭生山谷
名醫曰生喬山八月采根陰乾
案廣雅云飛廉屚蘆也陶宏景云俗中取根名鹿驪
營實味酸溫主癰疽惡創結肉跌筋敗創熱
氣陰蝕不瘳利關節一名牆薇一名牆麻一
名牛棘生川谷按御覽薔薇一名牛膝一名薔棘
吳普曰薔薇一名牛勒一名牛膝一名薔
薇一名山棗御覽
名醫曰一名牛勒一名薔蘼一名山棘生

零陵及蜀郡八月九月采陰乾

案陶宏景云即是牆薇子

天名精味甘寒主瘀血血瘕欲死下血止血利小便久服輕身耐老一名麥句薑一名蝦蟇藍一名豕首生川澤

名醫曰一名天門精一名玉門精一名彘顱一名蟾蜍蘭一名覲生平原五月采

案說文云薽豕首也爾雅云茢薽豕首郭璞云今江東呼豬首可以煼蠶蛹陶宏景云此即今人呼為豨薟唐本云鹿活草是也別錄一名天蔓菁南人呼為地菘掌禹

錫云陳藏器別立地菘條後人不當仍其謬

決明子味鹹平主青盲目淫膚赤白膜眼赤痛淚出久服益精光太平御覽引作理目珠精理郎治字輕身生川澤

吳普曰決明子一名草決明一名羊明御覽

名醫曰生龍門石決明生豫章十月采陰乾百日

案廣雅云羊蹢躅英光也又決明羊明也爾雅云薢茩英光郭璞云英明也葉黃銳赤華實如山茱萸陶宏景云形似馬蹄決明

丹參味苦微寒主心腹邪氣腸鳴幽幽如走水寒熱積聚破癥除瘕止煩滿益氣一名郤蟬草生川谷

吳普曰丹參一名赤參一名木羊乳一名郤蟬草神農桐君黃帝雷公扁鵲苦無毒李氏大寒岐伯鹹生桐柏或生太山山陵陰莖華小方如荏有毛根赤四月華紫五月采根陰乾治心腹痛御覽

名醫曰一名赤參一名木羊乳生桐柏山

及太山五月采根暴乾

案廣雅云郄蟬丹參也

茜根味苦寒主寒溼風痹黃疸補中生川谷名醫曰可以染絳一名地血一名茹藘一名茅蒐一名蒨生喬山二月三月采根暴乾

案說文云茜茅蒐也蒐茅蒐茹藘人血所生可以染絳从草从鬼廣雅云地血茹藘蒨也爾雅云茹藘茅蒐郭璞云今蒨也可以染絳毛詩云茹藘在阪傳云茹藘茅蒐也陸璣云一名地血齊人謂之茜徐州人謂之牛蔓徐廣注史記云茜一名紅藍其

花染繒赤黄也按名醫别出紅藍條非

飛廉味苦平主骨節熱脛重酸疼久服令人身輕一名飛輕已上四字原本黑字生川澤

名醫曰一名伏兔一名飛雉一名木禾生河内正月采根七月八月采花陰乾

案廣雅云伏豬木禾也飛廉屚蘆也陶宏景云今旣别有漏蘆則非此别名耳

五味子味酸溫主益氣欬逆上氣勞傷羸瘦補不足強陰益男子精御覽引云一名會及大觀本作黑字生山谷

吳普曰五味子一名元及御覽

名醫曰一名會及一名元及生齊山及代郡八月采實陰乾

案說文云菋荎豬也荎荎豬草也藸荎藸也廣雅云會及五味也爾雅云菋荎藸郭璞云五味也蔓生子叢在莖頭抱樸子僊藥篇云五味者五行之精其子有五味移門子服五味子十六年色如玉女入水不霑入火不灼也

旋華味甘溫主益氣去面皯御覽作䵟黑色媚好御覽作令人色悅澤其根味辛主腹中寒熱邪氣利小便久服不饑輕身一名筋根華一名金沸御覽

引云一名美草大觀本作黑字生平澤按御覽旋華一名蕪根生豫州或預章

名醫曰生豫州五月采陰乾

案陶宏景云東人呼爲山薑南人呼爲美草本草衍義云世又謂之鼓子花

蘭草味辛平主利水道殺蠱毒辟不祥久服益氣輕身不老通神明一名水香生池澤

名醫曰生大吳四月五月采

案說文云蘭香草也廣雅云蕳蘭也易其臭如蘭鄭云蘭香草也夏小正五月蓄蘭毛詩云方秉蕳兮傳云蕳蘭也陸璣云蕳即蘭香草也其莖葉似藥草澤蘭范子計然云大蘭出漢中三輔蘭出河東宏農白者善元楊齊賢注李白詩引本草云蘭草

澤蘭二物同名蘭草一名水香云都梁是也水經零陵郡都梁縣西小山上有渟水其中悉生蘭草綠葉紫莖澤蘭如薄荷微香荆湘嶺南人家多種之與蘭大抵相類顔師古以蘭草爲澤蘭非也

蛇牀子味苦平主婦人陰中腫痛男子陰痿溼痒除痺氣利關節癲癇惡創久服輕身一名蛇米生川谷及田野

吳普曰蛇牀一名蛇珠御覽

名醫曰一名蛇粟一名虺牀一名思益一名繩毒一名棗棘一名牆蘼生臨淄五月

采實陰乾

案廣雅云虵粟馬牀虵牀也爾雅云盱虺牀淮南子氾論訓云亂人者若蛇牀之與蘼蕪

地膚子味苦寒主旁光熱利小便補中益精氣久服耳目聰明輕身耐老一名地葵御覽引云一名地華一名地脈大觀本無一名地華四字脈作麥皆黑字生平澤及田野

名醫曰一名地麥生荆州八月十月采實陰乾

案廣雅云地葵地膚也列僊傳云文賓服地膚鄭樵云地膚曰落帚亦曰地掃爾雅云荓馬帚即此也今人亦用爲箒

景天味苦平主大熱火創身熱煩邪惡氣華主女人漏下赤白輕身明目一名戒火一名愼火御覽引云一名水母大觀本作黑字水作火生川谷

名醫曰一名火母一名救火一名據火生太山四月四日七月七日采陰乾

案陶宏景云今人皆盆養之於屋上云以辟火

因陳御覽作因塵蒿味苦平主風溼寒熱邪氣熱結

黃疸久服輕身益氣耐老御覽作能老生邱陵阪岸上

吳普曰因塵神農岐伯雷公苦無毒黃帝辛無毒生田中葉如藍十一月采御覽

名醫曰白兔食之僊生太山五月及立秋采陰乾

案廣雅云因塵馬先也陶宏景云僊經云白蒿白兔食之僊而今因陳乃云此恐非耳陳藏器云茵蔯經冬不死因舊苗而生故名茵蔯後加蒿字也据此知舊作茵蔯蒿非又按廣雅云馬先疑即馬新蒿亦白蒿之類

杜若味辛微溫主胸脇下逆氣溫中風入腦戶頭腫痛多涕淚出久服益精藝文類聚引作益氣明目輕身一名杜衡藝文類聚引作蘅非生川澤

名醫曰一名杜連一名白連一名白苓一名若芝生武陵及冤句二月八月采根暴乾

案說文云若杜若香草廣雅云楚蘅杜蘅也西山經云天帝之上有草焉其狀如葵其臭如蘼蕪名曰杜衡爾雅云杜土鹵郭璞云杜衡也似葵而香楚詞云采芳州兮杜若范子計然云杜若生南郡漢中又云秦蘅出於隴西天水沈括筆談云杜若

卽今之高良薑後人不識又別出高良薑條按經云一名杜衡是名醫別出杜蘅條非也衡正字俗加草

沙參味苦微寒主血積驚氣除寒熱補中益肺氣久服利人一名知母生川谷

吳普曰白沙參一名苦心一名識美一名虎須一名白參一名志取一名文虎神農黃帝扁鵲無毒岐伯鹹李氏大寒生河內川谷或般陽瀆山三月生如葵葉青實白如芥根大白如蕪菁三月采御覽

名醫曰一名苦心一名志取一名虎鬚一名白參一名識美一名文希生河內及寃句般陽續山二月八月采根暴乾

案廣雅云苦心沙參也其蒿青蓑也范子計然云白沙參出洛陽白者善

白兔藿味苦平主蛇虺蜂蠆猘狗菜肉蠱毒注一名白葛生山谷

吳普曰白葂藿一名白葛穀御覽

名醫曰生交州

案陶宏景云都不聞有識之者想當似葛耳唐本注云此草荊襄山谷大有俗謂之

白葛

徐長卿味辛溫主鬼物百精蠱毒疫疾邪惡氣溫瘧久服強悍輕身一名鬼督郵生山谷

吳普曰徐長卿一名石下長卿神農雷公辛或生隴西三月采御覽

名醫曰生太山及隴西三月采

案廣雅云徐長卿鬼督郵也陶宏景云鬼督郵之名甚多今俗用徐長卿者其根正如細辛小短扁扁爾氣亦相似

石龍芻味苦微寒主心腹邪氣小便不利淋

閉風溼鬼注惡毒久服補虛羸輕身耳目聰
明延年一名龍鬚一名草續斷一名龍珠生
山谷

吳普曰龍芻一名龍多一名龍鬚一名續
斷一名龍本一名草毒一名龍華一名懸
莞神農李氏小寒雷公黃帝苦無毒扁鵲
辛無毒生梁州七月七月采御覽此條誤附續斷
名醫曰一名龍華一名懸莞一名草毒生
梁州溼地五月七月采莖暴乾

案廣雅云龍木龍須也中山經云賈超之山其中多龍修郭璞云龍須也似莞而細生山石穴中莖列垂可以爲席別錄云一名方賓鄭樵云爾雅所謂薜鼠莞也舊作蒭非

薇銜味苦平主風溼痹歷節痛驚癇吐舌悸氣賊風鼠瘻癰腫一名糜銜生川澤

吳普曰薇蘅一名糜蘅一名無顛一名承膏一名醜一名無心鬼御覽

名醫曰一名承膏一名承肌一名無心一名無顛生漢中及冤句邯鄲七月采莖葉

陰乾

雲實味辛溫主洩利舊作痢御覽作泄利腸澼殺蟲蠱毒去邪惡結氣止痛除熱華主見鬼精物多食令人狂走久服輕身通神明生川谷

吳普曰雲實一名員實一名天豆神農辛小溫黃帝鹹雷公苦葉如麻兩兩相值高四五尺大莖空中六月花八月九月實十月采御覽

名醫曰一名員實一名雲英一名天豆生

河間十月采暴乾

案廣雅云天豆雲實也

王不留行味苦平主金創止血逐痛出刺除風痺內寒久服輕身耐老御覽作能老增壽生山谷

吳普曰王不留行一名王不流行神農苦平岐伯雷公甘三月八月采御覽

名醫曰生太山二月八月采

案鄭樵云王不留行曰禁宮花曰剪金花葉似花實作房

升麻味甘辛大觀本作甘平主解百毒殺百老物殃

鬼辟溫疾障邪毒蠱久服不夭大觀本作主解百毒殺百精老物殃鬼辟瘟疫瘴氣邪氣蠱毒此用御覽文一名周升麻大觀本作周麻生山谷舊作黑字據吳普有云神農甘則本經當有此今增入

吳普曰升麻神農甘御覽

名醫曰生益州二月八月采根日乾

案廣雅云周麻升麻也此從御覽

青蘘味甘寒主五藏邪氣風寒溼痹益氣補腦髓堅筋骨久服耳目聰明不飢不老增壽巨勝苗也生川谷舊在米穀部非

吳普曰青襄一名夢神神農苦雷公甘御覽

丶名醫曰生中原

案抱樸子僊藥篇云孝經援神契曰巨勝延年又云巨勝一名胡麻餌服之不老耐風溼補衰老也

姑活味甘溫主大風邪氣溼痺寒痛久服輕身益壽耐老一名冬葵子舊在唐本退中無毒今增

名醫曰生河東

案水經注解縣引神農本草云地有固活女疏銅芸紫菀之族也陶宏景云方藥亦無用此者乃有固活丸卽是野葛一名此又名冬葵子非葵菜之冬葵子療體乖異

別覉味苦微温主風寒溼痹身重四肢疼酸寒邪歴節痛生川谷（舊在唐本退中無毒今增）

名醫曰一名別枝一名別騎一名鼈覉生藍田二月八月采

（案陶宏景云方家時有用處今俗亦絶耳）

屈草味苦（按御覽有微寒二字）主胸脇下痛邪氣腹閒寒熱陰痹久服輕身益氣耐老（御覽作補益能老）生川澤（舊在唐本退中無毒今增）

名醫曰生漢中五月采

案陶宏景云方藥不復用俗無識者

淮木味苦平主久欬上氣腸中虛羸女子陰蝕漏下赤白沃一名百歲城中木生山谷舊在唐本退中無毒今增

吳普曰淮木神農雷公無毒生晉平陽河東平澤治久欬上氣傷中羸虛補中益氣

御覽

名醫曰一名炭木生太山采無時

案李當之云是樟樹上寄生樹大銜枝在肌肉今人皆以胡桃皮當之非也桐君云

生上洛是木皮狀如厚朴色似桂白其理
一縱一橫今市人皆削乃以厚朴應無正
縱橫理不知此復是何物
莫測眞假何者爲是也

右草上品七十三種舊七十二種攷六芝當爲一升麻當白字米穀部誤入靑蘘唐本退六種姑活屈草淮木皆當入此

牡桂味辛溫主上氣欬逆結氣喉痹吐吸利關節補中益氣久服通神輕身不老生山谷

名醫曰生南海

案說文云桂江南木百藥之長梫桂也南山經云招搖之山多桂郭璞云桂葉似枇

杫長二尺餘廣數寸味辛白花叢生山峯
冬夏常青閒無雜木爾雅云梫木桂郭璞
云今人呼桂皮厚者爲木桂及單名桂
者是也一名肉桂一名桂枝一名桂心

菌桂味辛溫主百病養精神和顏色爲諸藥先聘通使久服輕身不老面生光華媚好常如童子生山谷

名醫曰生交阯桂林巖崖閒無骨正圓如竹立秋采

案楚詞云雜申椒與菌桂兮王逸云
菌桂皆香木列僊傳云范蠡好服桂

松脂味苦溫主疽惡創頭瘍白禿疥搔風氣

安五臟除熱久服輕身不老延年一名松膏

一名松肪生山谷

名醫曰生太山六月采

案說文云松木也或作寀范子計然云松脂出隴西松膠者善

槐實味苦寒主五內邪氣熱止涎唾補絕傷

五痔火創婦人乳瘕子藏急痛生平澤

名醫曰生河南

案說文云槐木也爾雅云櫰槐大葉而黑郭璞云槐樹葉大色黑者名爲櫰又守宮槐葉晝聶宵炕郭璞云槐葉晝日聶合而夜炕布者名爲守宮槐

枸杞味苦寒主五內邪氣熱中消渴周痹久服堅筋骨輕身不老御覽作耐老一名杞根一名地骨一名枸忌一名地輔生平澤

吳普曰枸杞一名枸芑一名羊乳御覽

名醫曰一名羊乳一名卻暑一名僊人杖一名西王母杖生常山及諸邱陵阪岸冬采根春夏采葉秋采莖實陰乾

案說文云檵枸杞也杞枸杞也廣雅云地筋枸杞也爾雅云杞枸檵郭璞云今枸杞也毛詩云集于苞杞傳云杞枸檵也陸璣云苦杞秋熟正赤服之輕身益氣列僊傳

云陸通食橐盧木實抱樸子僊藥篇云象
柴一名托盧是也或名僊人仗或云西王
母杖或名天門精或名卻
老或名地骨或名枸杞也

柏實味甘平主驚悸安五藏益氣除溼痹久
服令人悅澤美色耳目聰明不飢不老輕身
延年生山谷按徐本除下有風字悅作潤

名醫曰生太山柏葉尤良四時各依方面
采陰乾

案說文云柏鞠也廣雅云栝柏也爾雅云
柏椈郭璞云禮記曰鬯臼以椈范子計然
云柏脂出三輔上升
價七千中三千一斗

伏苓味甘平主胸脇逆氣御覽作疝氣憂恚驚邪恐悸心下結痛寒熱煩滿欬逆口焦舌乾利小便久服安魂養神不飢延年一名茯菟御覽作茯神案元本云其有抱根者名茯神作黑字生山谷

吳普曰茯苓通神桐君甘雷公扁鵲甘無毒或生茂州大松根下入地三丈一尺二月七月采御覽

名醫曰其有抱根者名茯神生太山大松下二月八月采陰乾

案廣雅云茯神茯苓也范子計然云茯苓出嵩高三輔列僊傳云昌容采茯苓餌而食之史記褚先生云傳曰下有伏靈上有兔絲所謂伏靈者在兔絲之下狀似飛鳥之形伏靈者千歲松根也食之不死淮南子說林訓云伏苓掘兔絲死舊作茯非

榆皮味甘平主大小便不通利水道除邪氣久服輕身不飢其實尤良一名零榆生山谷

名醫曰生穎川三月采皮取白暴乾八月采實

案說文云榆白枌枌榆也廣雅云柘榆梗榆也爾雅云榆白枌郭璞云枌榆先生葉卻著莢皮色白又藲荎郭璞云今云刺榆毛詩云東門之枌傳云枌白榆也又山有

蘊傳云樞莖也陸璣云其鍼刺如柘其葉如榆瀹爲茹美滑如白榆之類有十種葉皆相似皮及木理異矣

酸棗味酸平主心腹寒熱邪結氣聚四肢酸疼溼痹久服安五藏輕身延年生川澤

名醫曰生河東八月采實陰乾四十日成

案說文云樲酸棗也爾雅云樲酸棗郭璞云味小實酢孟子云養其樲棘趙岐云樲棘小棘所謂酸棗是也

蘗木味苦寒主五藏腸胃中結熱黃疸腸痔止洩利女子漏下赤白陰傷蝕創一名檀桓

生山谷

名醫曰生漢中及永昌

案說文云檗黃木也蘗木也司馬相如賦有檗張揖云檗木可染者顏師古云檗黃薜也

乾漆味辛溫無毒主絕傷補中續筋骨塡髓腦安五藏五緩六急風寒濕痹生漆去長蟲久服輕身耐老生川谷按徐本無無毒二字

名醫曰生漢中夏至後采乾之

案說文云桼木汁可以髹物象形桼如水滴而下以漆爲漆水字周禮載師云漆林

之征鄭元云故書漆林為桼林杜子春云當為桼林

五加皮味辛溫主心腹疝氣腹痛益氣療躄小兒不能行疽創陰蝕一名犲漆

名醫曰一名犲節生漢中及冤句五月十月采莖十月采根陰乾

案大觀本草引東華眞人煮石經云舜常登蒼梧山曰厥金玉之香草猒刑偃息正道此乃五加也魯定公母單服五加酒以致不死

蔓荆實味苦微寒主筋骨閒寒熱痹拘攣明目堅齒利九竅去白蟲久服輕身耐老小荆

實亦等生山谷

名醫曰生河間南陽冤句或平壽都鄉高岸上及田野中八月九月采實陰乾

案廣雅云牡荊蔓荊也廣志云楚荊也牡荊蔓荊也據牡曼聲相近故本經于蔓荊不載所出州土以其見牡荊也今或別爲二條非

辛夷味辛溫主五藏身體寒風頭腦痛面䵟久服下氣輕身明目增年耐老一名辛矧御覽作引一名侯桃一名房木生川谷按徐本寒下有熱字

名醫曰九月采實暴乾

案漢書揚雄賦云列新雉於林薄師古云新雉卽辛夷耳爲樹甚大其木枝葉皆芳一名新雉史記司馬相如傳雜以流夷注漢書音義曰流夷新夷也陶宏景云小時氣辛香卽離騷所呼辛夷者陳藏器云初發如筆北人呼爲木筆其花最早南人呼爲迎春按唐人名爲玉蕊又曰玉蘭

桑上寄生味苦平主腰痛小兒背強癰腫安胎充肌膚堅髮齒長鬚眉其實明目輕身通神一名寄屑一名寓木一名宛童生川谷

名醫曰一名蔦生宏農桑樹上三月三日采莖陰乾

案說文云蔦寄生也詩曰蔦與女蘿或作樢廣雅云宛童寄生樢也又寄屏寄生也中山經云龍山上多寓木郭璞云寄生也爾雅云寓木宛童郭璞云寄生樹一名蔦毛詩云蔦與女蘿傳云蔦寄生也陸璣云蔦一名寄生葉似當盧子如覆盆子赤黑甜美

杜仲味辛平主要脊痛補中益精氣堅筋骨强志除陰下痒溼小便餘瀝久服輕身耐老一名思僊生山谷

吳普曰杜仲一名木緜一名思仲御覽

名醫曰一名思仲一名木緜生上虞及上

巂漢中二月五月六月九月采皮

案廣雅云杜仲曼楡也博物志云杜仲皮中有絲折之則見

女貞實味苦平主補中安五藏養精神除百疾久服肥健輕身不老生山谷

名醫曰生武陵立冬采

案說文云楨剛木也東山經云太山上多楨木郭璞云女楨也葉冬不凋毛詩云南山有杞陸璣云木杞其樹如樗[illegible][illegible][illegible]一名狗骨理白滑其子爲木宜子可合藥司馬相如賦有女貞師古曰女貞樹冬冬夏常青未嘗凋落若有節操故以名焉陳藏器云冬青也

木蘭味苦寒主身大熱在皮膚中去面熱赤皰酒皶惡風癲疾陰下痒溼明耳目一名林蘭生川谷

名醫曰一名杜蘭皮似桂而香生零陵及太山十二月采皮陰乾

案廣雅云木欄桂欄也劉逵注蜀都賦云木蘭大樹也葉似長生冬夏榮常以冬華其實如小柿甘美南人以爲梅其皮可食顏師古注漢書云皮似椒而香可作面膏藥

蕤核味甘溫主心腹邪結氣明目目赤痛傷

淚出久服輕身益氣不飢生川谷

吳普曰䕡核一名䓊神農雷公甘平無毒生池澤八月采補中强志明目久服不飢

御覽

名醫曰生函谷及巴西

案說文云棫白桵棫爾雅云棫白桵郭璞云桵小木叢生有刺實如耳璫紫赤可啖一切經音義云本草作䕡今桵核是也

橘柚味辛溫主胸中瘕熱逆氣利水穀久服去臭下氣通神一名橘皮生川谷舊在果部非

名醫曰生南山江南十月采

案說文云橘果出江南柚條者似橙而酢爾雅云柚條郭璞云似橙實酢生江南禹貢云厥包橘柚僞孔云大曰橘小曰柚列子湯問篇云吳楚之國有木焉其名爲櫾碧樹而冬生實丹而味酸食其皮汁已憤厥之疾司馬相如賦有橘櫨張揖曰柚即橙也似橘而大味酢皮厚

右木上品二十種舊一十九種攷果部橘柚當入此案橘柚仍當從證類本草移入果部

髮髲味苦溫主五癃關格不通利小便水道療小兒癇大人痓仍自還神化

案說文云髮根也髲鬄也鬄髲也或作髢毛詩云不屑髢也箋云髢髲也儀禮云主婦被錫注云被錫讀爲髲鬄古者或剔賤者刑者之髮以被婦人之紒爲飾因名髲鬄焉李當之云是童男髮據漢人說髮髲當是剃刑人髮或童男髮本經不忍取人髮用之故用剃餘也方家至用天靈蓋害及枯骨卒不能治病古人所無矣

右人一種舊同

龍骨味甘平主心腹鬼注精物老魅欬逆洩利膿血女子漏下癥瘕堅結小兒熱氣驚癇

齒主小兒大人驚癇癲疾狂走心下結氣不能喘息諸痙殺精物久服輕身通神明延年

生山谷

吳普曰龍骨生晉地山谷陰大水所過處是龍死骨也青白者善十二月采或無時龍角畏乾漆蜀椒理石龍齒神農李氏大寒治驚癇久服輕身御覽大觀本節文

名醫曰生晉地及太山巖水岸土穴中死龍處采無時

案范子計然云龍骨生河東

麝香味辛溫主辟惡氣殺鬼精物溫瘧蠱毒

癇痓去三蟲久服除邪不夢寤厭寐生川谷

名醫曰生中臺及益州雍州山中春分取之生者益良

案說文云麝如小麋臍有香黑色麞也御覽引多爾雅云麝父麕足郭璞云腳似麕有香

牛黃味苦平主驚癇寒熱熱盛狂痓除邪逐鬼生平澤

吳普曰牛黃味苦無毒牛出入呻御覽作鳴吼者有之夜有光御覽作夜視有光走御覽有牛字角中

牛死入膽中如雞子黃後漢書延篤傳注

名醫曰生晉地於牛得之即陰乾百日使

時躁無令見日月光

熊脂味甘微寒主風痹不仁筋急五藏腹中

積聚寒熱羸瘦頭瘍白秃面皯皰久服強志

不飢輕身生山谷

名醫曰生雍州十一月取

案說文云熊獸似豕山居冬蟄

白膠味甘平主傷中勞絕要痛羸瘦補中益

氣婦人血閉無子止痛安胎久服輕身延年

一名鹿角膠

名醫曰生雲中煮鹿角作之

案說文云膠昵也作之以皮考工記云鹿膠青白牛膠火赤鄭云皆謂煮用其皮或用角

阿膠味甘平主心腹內崩勞極灑灑如瘧狀要腹痛四肢酸疼女子下血安胎久服輕身益氣一名傅致膠

名醫曰生東平郡煮牛皮作之出東阿

案二膠本經不著所出疑本經但作膠名醫增白字阿字分爲二條

右獸上品六種舊同

丹雄雞味甘微溫主女人崩中漏下赤白沃補虛溫中止血通神殺毒辟不祥頭主殺鬼東門上者尤良肪主耳聾腸主遺溺肶胵裏黃皮主洩利尿白主消渴傷寒寒熱黑雌雞主風寒濕痹五緩六急安胎翮羽主下血閉雞子主除熱火瘡癇痙可作虎魄神物雞白蠹肥脂生平澤按徐本無通神七字無肪主八字引至寒熱止

吳普曰丹雞卵可作琥珀御覽

名醫曰生朝鮮

案說文云雞知時畜也籒文作雞肪肥也腸大小腸也膍鳥胵胵鳥胃也菌糞也翮羽莖也羽鳥長毛也此作朏省文屎卽𡱁字古文從亦菌假音字也

雁肪味甘平主風攣拘急偏枯氣不通利久服益氣不飢輕身耐老一名鶩肪生池澤

吳普曰鴈肪神農岐伯雷公甘無毒御覽有鶩肪二字當作一名鶩肪殺諸石藥毒御覽引云采無時

名醫曰生江南取無時

案說文云鴈鵝也鶩舒鳧也廣雅云鴚鵝倉鴚鴈也鳧鶩鴨也爾雅云舒鴈鵝郭璞云禮記曰出如舒鴈今江東呼鴚又舒鳧鶩郭璞云鴨也方言云鴈自關而東謂之鴚鵝南楚之外謂之鵝或謂之倉鴚據說又云別有鴈以爲鴻雁字無鴨字鴨卽雁之急音此雁肪卽鵝鴨脂也當作鴈字名醫不曉別出鶩肪條又出白鴨鵝條反疑此爲鴻雁何其謬也陶蘇皆亂說之

右禽上品二種舊同

石蜜味甘平主心腹邪氣諸驚癇痓安五藏諸不足益氣補中止痛解毒除衆病和百藥久服強志輕身不飢不老一名石飴生山谷

吳普曰：石蜜，神農、雷公甘，氣平。生河源或河梁。御覽。又一引云：生武都山谷。

名醫曰：生武都河源及諸山石中，色白如膏者良。

案說文云：𧖅，蠭甘飴也。一曰螟子。或作蜜。中山經云：平逢之山，多沙石，實惟蜂蜜之廬。郭璞云：蜜，赤蜂名。西京雜記云：南越王獻高帝石蜜五斛。玉篇云：蠠，蠭甘飴也。蘇恭云：當去石字。

蜂子，味甘平。主風頭，除蠱毒，補虛羸傷中。久服令人光澤，好顏色，不老。大黃蜂子，主心腹

復滿痛輕身益氣土蜂子主癰腫一名蜚零生山谷

名醫曰生武都

案說文云蠭飛蟲螫人者古文省作𧖴廣雅云蠓螉蜂也又土蜂蠮螉也爾雅云土蠭郭璞云今江南大蠭在地中作房者爲土蠭啖其子卽馬蠭今荆巴間呼爲蟺又木蠭郭璞云似土蠭而小在樹上作房江東亦呼爲木蠭又食其子禮記檀弓云范則冠鄭云范蠭也方言云蠭燕趙之間謂之蠓螉其小者謂之蠮螉或謂之蚴蜺其大而蜜謂之壺蠭郭璞云今黑蠭穿竹木作孔亦有蜜者或呼笛師按蠭名爲范者聲相近若司馬相如賦以氾爲楓左傳渢渢郎汎汎也

蜜蠟味甘微溫主下利膿血補中續絕傷金創益氣不飢耐老生山谷

名醫曰生武都蜜房木石間

案西京雜記云南越王獻高帝蜜燭二百枚玉篇云蠟蜜滓陶宏景云白蠟生於蜜中故謂蜜蠟說文無蠟字張有云臘別蠟非舊作蠟今据改

牡蠣味鹹平主傷寒寒熱溫瘧灑灑驚恚怒氣除拘緩鼠瘻女子帶下赤白久服強骨節殺邪氣延年一名蠣蛤生池澤

名醫曰一名牡蛤生東海采無時

案說文云蟕蠵屬似蠊微大出海中今民食之讀若蠵又云蜃屬有三皆生於海蛤厲千歲雀所化秦謂之牡厲

龜甲味鹹平主漏下赤白破癥瘕痎瘧五痔陰蝕溼痹四肢重弱小兒顖不合久服輕身不飢一名神屋生池澤

名醫曰生南海及湖水中采無時

案廣雅云介龜也高誘注淮南云龜殼龜甲也

桑螵蛸味鹹平主傷中疝瘕陰痿益精生子女子血閉要痛通五淋利小便水道一名蝕

朊生桑枝上采蒸之

吳普曰桑蛸條一名今本脫此二字蝕朊一名害焦一名致神農鹹無毒御覽

名醫曰螳螂子也二月三月采火炙

案說文云蟲蟲蛸也或作蜱蛸蟲蛸蟷蜋子廣雅云蟳蟭烏洟冒焦螵蛸也爾雅云不過蟷蠰其子蜱蛸郭璞云一名蟳蟭蟷蠰卵也范子計然云螵蛸出三輔上價三百舊作螵聲相近字之誤也玉篇云蜱同螵

海蛤味苦平主欬逆上氣喘息煩滿胸痛寒熱一名魁蛤

吳普曰海蛤神農苦岐伯甘扁鵲鹹大節頭有文文如磨齒采無時

名醫曰生南海

案說文云蛤蜃屬海蛤者百歲燕所化魁蛤一名復累老服翼所化爾雅云魁陸郭璞云本草云魁狀如海蛤圓而厚朴有理縱橫即今之蚶也周禮鼈人供蠯鄭司農云蠯蛤也杜子春云蠯蜯也周書王會云東越海蛤孔鼂云蛤文蛤按名醫別出海蛤一條云一名魁陸一名活東非

文蛤主惡瘡蝕御覽作除陰蝕五痔御覽下有大孔出血大觀本作黑字

名醫曰生東海表有文采無時

蠡魚初學記引作鱧魚味甘寒主溼痺面目浮腫下大水一名鮦魚生池澤

名醫曰生九江采無時

案說文云蠡鮦也鮦蠡也讀若絝襱廣雅云鱺鯣鮦也爾雅云鱧郭璞云鮦也毛詩云魴鱧傳云鱧鮦也據說文云鱧鱯也與蠡不同而毛萇郭璞以鮦釋鱧與許不合然初學記引此亦作鱧蓋二字音同以致譌舛不可得詳廣雅又作鱺亦音之譌又廣志云豚魚一名鮦鯆更異解也又陸璣云鱧即鮑魚也似鱧狹而厚今京東人猶呼鱧魚又本草衍義曰蠡魚今人謂之黑鯉魚道家以為頭有星為厭據此諸說若

衍義字說文所云鮦廣志以爲江豚本草
鱯義以爲黑鯉魚若作鯉字說文又以爲
廣雅以爲鱧鱺陸璣以爲
鮑魚說各不同難以詳究

鯉魚膽味苦寒主目熱赤痛青盲明目久服
强悍益志氣生池澤

名醫曰生九江采無時

案說文云鯉鱣也鱣鯉也爾雅云鯉鱣舍
人云鯉一名鱣郭璞注鯉云今赤鯉魚注
鱣云大魚似鱏毛詩云鱣鮪發發傳云鱣
鯉也据此知郭璞別爲二非矣古今注云
兖州人呼赤鯉爲赤驥謂青鯉爲青馬
黑鯉爲元駒白鯉爲白騏黃鯉爲黃雉

右蟲魚上品一十種舊同

藕實莖味甘平主補中養神益氣力除百疾久服輕身耐老不飢延年一名水芝丹生池澤

名醫曰一名蓮生汝南八月采

案說文云藕夫渠根蓮夫渠之實也茄夫渠莖爾雅云荷芙渠郭璞云別名芙蓉江東呼荷又其莖茄其實蓮郭璞云蓮謂房也又其根藕

大棗味甘平主心腹邪氣安中養脾助十二經平胃氣通九竅補少氣少津液身中不足大驚四肢重和百藥久服輕身長年葉覆麻

黄能令出汗生平澤

吳普曰棗主調中益脾氣令人好顔色美志氣大觀本草引吳氏本草

名醫曰一名乾棗一名美棗一名良棗八月采暴乾生河東

案說文云棗羊棗也爾雅云遵羊棗郭璞云實小而圓紫黑色今俗呼之爲羊矢棗又洗大棗郭璞云今河東猗氏縣出大棗子如雞卵

蒲萄味甘平主筋骨溼痹益氣倍力強志令人肥健耐飢忍風寒久食輕身不老延年可

作酒生山谷

名醫曰生隴西五原敦煌

案史記大宛列傳云大宛左右以蒲萄爲酒漢使取其實來於是天子始種苜蓿蒲萄肥饒地或疑此本經不合有蒲萄名醫所增當爲罴字然周禮場人云樹之果蓏珍異之物鄭元云珍異蒲萄枇杷之屬則古中國本有此大宛種類殊常故漢特取來植之舊作葡据史記作蒲

蓬藥味酸平主安五藏益精氣長陰令堅强志倍力有子久服輕身不老一名覆盆生平澤

吳普曰缺盆一名決盆御覽甄氏本草曰覆蓋子一名馬瘻一名陸荊同上

名醫曰一名陵藁一名陰藥生荊山及寃句

案說文云蘽木也茥缺盆也廣雅云蒛盆陸英莓也爾雅云茥蒛盆郭璞云覆盆也實似莓而小亦可食毛詩云葛藟藟之陸璣云一名巨瓜似燕薁亦連蔓葉似艾白色其子赤可食列僊傳云昌容食蓬藟根李當之云即是人所食莓陶宏景云蓬蘽是根名覆盆是實名

雞頭實味甘平主溼痹要脊厀痛補中除暴

疾益精氣強志令耳目聰明久服輕身不飢耐老神僊一名鴈啄實生池澤

名醫曰一名芡生雷澤八月采

案說文云芡雞頭也廣雅云莜芡雞頭也周禮籩人加籩之實芡鄭元云芡雞頭也方言云莜芡雞頭也北燕謂之莜青徐淮泗之閒謂之芡南楚江湘之閒謂之雞頭或謂之鴈頭或謂之烏頭淮南子說山訓云雞頭已瘻高誘云水中芡幽州謂之鴈頭古今注云葉似荷而大葉上蹙皺如沸實有芒刺其中有米可以度飢即今蔿子也

右果上品五種舊六種今以橘入木

胡麻味甘平主傷中虛羸補五內（御覽作藏）益氣力長肌肉填髓腦久服輕身不老一名巨勝葉名青蘘生川澤

吳普曰胡麻一名方莖神農雷公甘無毒一名狗蝨立秋采

名醫曰一名狗蝨一名方莖一名鴻藏生上黨

案廣雅云狗蝨巨勝藤弘胡麻也孝經援神契云鉅勝延年宋均云世以鉅勝爲苟杞子陶宏景云本生大宛故曰胡麻按本經已有此陶說非也且與麻蕡並列胡之

言大或以葉大於麻故名之

麻蕡味辛平主五勞七傷利五藏下血寒氣多食令人見鬼狂走久服通神明輕身一名麻勃麻子味甘平主補中益氣肥健不老神僊生川谷

吳普曰麻子中仁神農岐伯辛雷公扁鵲無毒不欲牡厲白薇先藏池中者食殺人麻藍一名麻蕡一名青羊一名青葛神農辛岐伯有毒雷公甘畏牡厲白薇葉上有

毒食之殺人麻勃一名麻花雷公辛無毒

畏牡厲御覽

名醫曰麻勃此麻花上勃勃者七月七日

采良子九月采生太山

案說文云麻與𣏟同人所治在屋下枲麻也萉枲實也或作黂芓麻母也𦴷芓也以蕡爲雜香草爾雅云黂枲實枲麻孫炎云黂麻子也郭璞云別二名又芓麻母郭璞云苴麻盛子者周禮籩朝事之籩其實麷黂鄭云黂枲實也鄭司農云麻實曰黂淮南子齊俗訓云胡人見黂不知其可以爲布高誘云黂麻實也據此則宏景以爲牡麻無實非也唐本以爲麻實是

右米穀上二種舊三種今以靑蘘入草

冬葵子味甘寒主五藏六府寒熱羸瘦五癃利小便久服堅骨長肌肉輕身延季

名醫曰生少室山十二月采之

案說文云昇古文終葵菜也廣雅云蘬葵也攷昇與終形相近當即爾雅蘵葵爾雅云蘵葵繁露郭璞云承露也大莖小葉華紫黃色本草圖經云吳人呼爲繁露俗呼胡燕支子可婦人塗面及作口脂按名醫別有落葵條一名繁露亦非也陶宏景以爲終冬至春作子謂之冬葵不經甚矣

莧實味甘寒主靑盲明目除邪利大小便去

寒熱久服益氣力不飢輕身一名馬莧

名醫曰一名莫實生淮陽及田中葉如藍十一月采

案說文云莧莧菜也爾雅云蕢赤莧郭璞云今莧葉之赤莖者李當之云莧實當是今白莧唐本注云赤莧一名蕢今名莫實字譌

瓜蔕味苦寒主大水身面四肢浮腫下水殺蠱毒欬逆上氣及食諸果病在胸腹中皆吐下之生平澤

名醫曰生嵩高七月七日采陰乾

案說文云瓜㼌也象形蔕瓜當也廣雅云水芝瓜也陶宏景云甜瓜蔕也

瓜子味甘平主令人悅澤好顏色益氣不飢久服輕身耐老一名水芝御覽作土芝生平澤

吳普曰瓜子一名瓣七月七日采可作面脂御覽

名醫曰一名白瓜子生嵩高冬瓜仁也八月采

案說文云瓣瓜中實廣雅云冬瓜蔬也其子謂之瓤陶宏景云白當爲甘舊有白字据名醫云一名白瓜子則本名當無

苦菜味苦寒主五藏邪氣厭穀胃痹久服安心益氣聰察少臥輕身耐老一名荼草一名選生川谷

名醫曰一名游冬生益州山陵道旁凌冬不死三月三日采陰乾

案說文云荼苦菜也廣雅云游冬苦菜也爾雅云荼苦菜又檟苦荼郭璞云樹小如梔子冬生葉可煮作羹今呼早采者爲荼晚取者爲茗一名荈蜀人名之苦荼陶宏景云此即是今茗茗一名荼又令人不眠亦凌冬不凋而嫌其止生益州唐本注駁之非矣選與荈音相近

右菜上品五種舊同

農本草經

子史鉤沈　逸書考

神農本草經　甘泉黄奭學

中經

中藥一百二十種爲臣主養性以應人無毒有毒斟酌其宜欲遏病補羸者本中經

雄黄　石流黄　雌黄

水銀　石膏　慈石

凝水石　陽起石　孔公孽

殷孽　鐵精落　理石

神農本草經

長石　膚青　右玉石中品十四種舊十六種

乾薑　枲耳實　葛根

括樓　苦參　當歸

麻黃　通草　芍藥

蠡實　瞿麥　元參

秦艽　百合　知母

貝母　白芷　淫羊藿

黃芩　狗脊　石龍芮

茅根　紫菀　紫草

敗醬　白鮮皮　酸醬

紫參　藁本　石韋

萆薢　白薇　水萍

王瓜　地榆　海藻

澤蘭　防已　款冬華

牡丹　馬先蒿　積雪草

女菀　王孫　蜀羊泉

爵牀　假蘇　翹根　右草中品

四十九種舊

四十六種

神農本草經

桑根白皮　竹葉　吴茱萸

巵子　蕪荑　枳實

厚朴　秦皮　秦茮

山茱萸　紫葳　豬苓

白棘　龍眼　松蘿

衛矛　合歡　右木中品一十七種舊同

白馬莖　鹿茸　牛角腮

羖羊角　狗陰莖　麢羊角

犀角　右獸中品七種舊同

燕屎　天鼠屎　右禽中品二種舊三種

蝟皮　露蜂房　鼈甲

蟹　柞蟬　蠐螬

烏賊魚骨　白僵蠶　鮀魚甲

樗雞　活蝓　石龍子

木虻　蜚虻　蜚廉

䗪蟲　伏翼　右蟲魚中品一十七種舊十六種

梅實　右果中品一種舊同

大豆黃卷　赤小豆　粟米

神農本草經

黍米　右米穀中品三種舊二種

蓼實　葱實　䪥　水蘇　右菜中品三種舊同

雄黃味苦平寒主寒熱鼠瘻惡創疽痔死肌殺精物惡鬼邪氣百蟲毒勝五兵鍊食之輕身神仙一名黃食石生山谷

吳普曰雄黃神農苦山陰有丹雄黃生山之陽故曰雄是丹之雄所以名雄黃也

名醫曰生武都敦煌山之陽采無時

案西山經云高山其下多雄黃郭璞云晉太興三年高平郡界有山崩其中出數千斤雄黃抱朴子僊藥篇云雄黃當得武都山所出者純而無雜其赤如雞冠光明曄曄乃可用耳其但純黃似雄黃色無赤光者不任以作仙藥可以合理病藥耳

石流黃流舊作硫御覽引作流是味酸溫主婦人陰蝕疽痔惡血堅筋骨除頭禿能化金銀銅鐵奇物御覽引云石流青白色主益肝氣明目石流赤生羌道山谷生山谷

吳普曰硫黃一名石留黃神農黃帝雷公鹹有毒醫和扁鵲苦無毒或生易陽或河西或五色黃是潘水石液也潘即礬古字燒令

有紫焰者八月九月采治婦人血結御覽云治婦人絕陰道合金銀銅鐵

名醫曰生東海牧羊山及太山河西山礬石液也

案范子計然云石流黃出漢中又云劉馮餌石流黃而更少劉逵注吳都賦云流黃土精也

雌黃味辛平主惡創頭禿痂疥殺毒蟲蝨身痒邪氣諸毒鍊之久服輕身增年不老生山谷按御覽雌黃下有石金精三字

名醫曰生武都與雄黃同山生其陰山有金金精熏則生雌黃采無時

水銀味辛寒主疹瘻痂瘍白禿殺皮膚中蝨墮胎除熱殺金銀銅錫毒鎔化還復爲丹久服神仙不死生平土

名醫曰一名汞生符陵出於丹砂

案說文云澒丹沙所化爲水銀也廣雅云水銀謂之汞淮南子地形訓云白礜九百歲生白澒白澒九百歲生白金高誘云白澒水銀也

石膏味辛微寒主中風寒熱心下逆氣驚喘

口乾舌焦不能息腹中堅痛除邪鬼產乳金
創生山谷
名醫曰一名細石生齊山及齊盧山會蒙
山采無時
慈石味辛寒主周痺風溼肢節中痛不可持
物洗洗酸消除大熱煩滿及耳聾一名元石
生山谷
吳普曰慈石一名磁君
名醫曰一名處石生太山及慈山山陰有

鐵處則生其陽采無時

案北山經云灌題之山其中多磁石郭璞云可以取鐵管子地數篇云山上有慈石者下必有銅呂氏春秋精通篇云慈石召鐵淮南子說山訓云慈石能引鐵只作慈舊作磁非醫別出元石條亦非

凝水石味辛寒主身熱腹中積聚邪氣皮中如火燒煩滿水飲之久服不飢一名白水石生山谷

吳普曰神農辛岐伯醫和扁鵲甘無毒李氏大寒或生邯鄲采無時如雲母色御覽引云

一名寒水石

名醫曰一名寒水石一名凌水石鹽之精也生常山又中水縣及邯鄲案范子計然云凝水石出河東色澤者善

陽起石味鹹微溫主崩中漏下破子藏中血癥瘕結氣寒熱腹痛無子陰痿不起御覽引作陰陽不合補不足御覽引有句攣二字一名白石生山谷

吳普曰陽起石神農扁鵲酸無毒桐君雷公岐伯鹹無毒李氏小寒或生太山御覽引云

或陽起山采無時

名醫曰一名石生一名羊起石雲母根也

生齊山及琅邪或雲山陽起山采無時

孔公孼味辛溫主傷食不化邪結氣惡創疽

瘻痔利九竅下乳汁御覽引云一名通石大觀本作黑字生山

谷

吳普曰孔公孼神農辛岐伯鹹扁鵲酸無

毒色青黃

名醫曰一名通石殷孼根也青黃色生梁

神農本草經中　七

山

殷孽味辛溫主爛傷瘀血洩利寒熱鼠瘻癥瘕結氣一名薑石生山谷按此當與孔公孽爲一條

名醫曰鍾乳根也生趙國又梁山及南海采無時

鐵精平主明目化銅鐵落味辛平主風熱惡創瘍疽創痂疥氣在皮膚中鐵主堅肌耐痛生平澤舊爲三條今并

名醫曰鐵落一名鐵液可以染皁生牧羊

及祊城或析城采無時案說文云鐵黑金也或省作鐵古文作銕

理石味辛寒主身熱利胃解煩益精明目破積聚去三蟲一名立制石生山谷

名醫曰一名肌石如石膏順理而細生漢中及盧山采無時

長石味辛寒主身熱四肢寒厥利小便通血脈明目去瞖眇下三蟲殺蠱毒久服不飢一名方石生山谷

吳普曰長石一名方石一名直石生長子山谷如馬齒潤澤玉色長服不飢御覽

名醫曰一名土石一名直石理如馬齒方而潤澤玉色生長子山及太山臨淄采無時

膚青味辛平主蠱毒及蛇菜肉諸毒惡創生川谷按御覽引作盧精誤

名醫曰一名推青一名推石生益州

案陶宏景云俗方及𠕋經並無用此者亦相與不復識

右玉石中品一十四種舊十六種攻鐵落鐵宜與鐵精爲一

乾薑味辛溫主胷滿欬逆上氣溫中止血出汗逐風溼痹腸澼下利生者尤良久服去臭氣通神明生川谷

名醫曰生犍爲及荆州揚州九月采

案說文云薑禦溼之菜也廣雅云葰廉薑也呂氏春秋本味篇云和之美者陽樸之薑高誘注陽樸地名在蜀郡司馬相如上林賦有茈薑云云

枲耳實味甘溫主風頭寒痛風溼周痹四肢

拘攣痛惡肉死肌久服益氣耳目聰明強志輕身一名胡枲一名地葵生川谷

名醫曰一名葹一名常思生安陸及六安田野實熟時采

案說文云菤卷耳也苓卷耳也廣雅云苓耳葹常枲胡枲枲耳也爾雅云蒼耳苓耳郭璞云江東呼爲常枲形似鼠耳叢生如盤毛詩云采采卷耳傳云卷耳苓耳也陸璣云葉青白色似胡荽白華細莖蔓生可煑爲茹滑而少味四月中生子正如婦人耳璫今或謂之耳璫草鄭康成謂是白胡荽幽州人謂之爵耳淮南子覽冥訓云位賤尚枲高誘云葈者葈耳菜名也幽冀謂之檀菜雒下謂之胡枲

葛根味甘平主消渴身大熱嘔吐諸痹起陰氣解諸毒葛穀主下利十歲已上一名雞齊根生川谷

吳普曰葛根神農甘生太山御覽

名醫曰一名鹿藿一名黃斤生汶山五月采根暴乾

括樓根味苦寒主消渴身熱煩滿大熱補虛安中續絶傷一名地樓生川谷及山陰

吳普曰括樓一名澤巨一名澤姑御覽

名醫曰一名果蠃一名天瓜一名澤姑實名黃瓜二月八月采根暴乾三十日成生宏農

案說文云菩菩蔞果蓏也廣雅云王白蕢也瓃瓟爾雅云果蓏之實括樓郭樸云今齊人呼之爲天瓜毛詩云果蓏之實亦施于宇傳云果蓏括樓也呂氏春秋云王善生高誘云善或作瓜孤瓠也案呂氏春秋善字乃菩之誤

苦參味苦寒主心腹結氣癥瘕積聚黃疸溺有餘瀝逐水除癰腫補中明目止淚一名水槐一名苦識生山谷及田野

名醫曰一名地槐一名菟槐一名驪槐一名白莖一名虎麻一名岑莖一名祿白一名陵郎生汝南三月八月十月采根暴乾

當歸味甘溫主欬逆上氣溫瘧寒熱洗在皮膚中（太觀本洗音癬）婦人漏下絕子諸惡創瘍金創煮飲之一名乾歸生川谷（按徐本洗字重）

吳普曰當歸神農黃帝桐君扁鵲甘無毒岐伯雷公辛無毒李氏小溫或生羌胡地

名醫曰生隴西二月八月采根陰乾

案廣雅云山蘄當歸也爾雅云薜山蘄郭璞云今似蘄而粗大又薜白蘄郭璞云即上山蘄范子計然云當歸出隴西無枯者善

麻黃味苦溫主中風傷寒頭痛溫瘧發表出汗去邪熱氣止欬逆上氣除寒熱破癥堅積聚一名龍沙

吳普曰麻黃一名卑相一名卑監神農雷公苦無毒扁鵲酸無毒李氏平或生河東四月立秋采御覽

名醫曰一名卑相一名卑鹽生晉地及河

東立秋采莖陰乾令青案廣雅云龍沙麻黃也麻黃莖狗骨也范子計然云麻黃出漢中三輔

通草御覽作蓪草味辛平主去惡蟲除脾胃寒熱通利九竅血脈關節令人不忘一名附支生山谷

吳普曰蓪草一名丁翁一名附支神農黃帝辛雷公苦生石城山谷葉菁蔓延止白汗正月采御覽

名醫曰一名丁翁生石城及山陽正月采

枝陰乾

案廣雅云附支蘧草也中山經云升山其草多寇脫郭璞云寇脫草生南方高丈許似荷葉而莖中有瓤正白零陵人植而日灌之以為樹也爾雅云離南活莌郭璞注同又倚商活脫郭璞云即離南也范子計然云蘧草出三輔

芍藥味苦平主邪氣腹痛除血痺破堅積寒熱疝瘕止痛利小便益氣藝文類聚引云一名白朮大觀本作黑字生川谷及邱陵

吳普曰芍藥神農苦桐君甘無毒岐伯鹹李氏小寒雷公酸一名甘積一名解倉一

名誕一名餘容一名白朮三月三日采御覽

名醫曰一名白朮一名餘容一名犂食一名解倉一名鋌生中岳二月八月采根暴乾

案廣雅云攣夷芍藥也白朮牡丹也北山經云繡山其草多芍藥郭璞云芍藥一名辛夷亦香草屬毛詩云贈之以芍藥傳云芍藥香草范子計然云芍藥出三輔崔豹古今註云芍藥有三種有草芍藥有木芍藥木有花大而色深俗呼爲牡丹非也又云一名可離

蠡實味甘平主皮膚寒熱胃中熱氣風寒溼

痹堅筋骨令人嗜食久服輕身花葉去白蟲

一名劇草一名三堅一名豕首生川谷

吳普曰蠡實一名劇草一名三堅一名劇荔華(御覽)一名澤藍一名豕首神農黃帝甘辛無毒生宛句五月采(同上)

名醫曰一名荔實生河東五月采實陰乾

案說文云荔草也似蒲而小根可作㕞廣雅云馬韰荔也月令云仲冬之月荔挺出鄭云荔挺馬薤也高誘注淮南子云荔馬荔草也通俗文云一名馬蘭顏之推云此物河北平澤率生之江東頗多種于階庭但呼爲旱蒲故不識馬薤

瞿麥味苦寒主關格諸癃結小便不通出刺決癰腫明目去翳破胎墮子下閉血一名巨句麥生川谷

名醫曰一名大菊一名大蘭生大山立秋采實陰乾

案說文云蘧蘧麥也菊大菊蘧麥廣雅云茈葳陵苕蘧麥也爾雅云大菊蘧麥郭璞云一名麥句薑卽瞿麥陶宏景云子頗似麥故名瞿麥

元參味苦微寒主腹中寒熱積聚女子產乳餘疾補腎氣令人目明一名重臺生川谷

吳普曰元參一名鬼藏一名正馬一名重臺一名鹿腹一名端一名元臺神農桐君黃帝雷公扁鵲苦無毒岐伯鹹李氏寒或生冤朐山陽二月生葉如梅毛四四相値似芍藥黑莖方高四五尺華赤生枝間四月實黑御覽

名醫曰一名元臺一名鹿腸一名正馬一名咸一名端生河間及冤句三月四月采根暴乾

案廣雅云鹿腸元參也范子計然云元參出三輔青色者善

秦艽味苦平主寒熱邪氣寒溼風痹肢節痛下水利小便生山谷

名醫曰生飛鳥山二月八月采根暴乾

案說文云艽草之相丩者玉篇作艽居包切云秦艽藥芁同蕭炳云本經名秦瓜然則今本經名亦有名醫改之者

百合味甘平主邪氣腹張心痛利大小便補中益氣生川谷

吳普曰百合一名重邁一名中庭生冤朐

及荊山藝文類聚引云一名重匡名醫曰一名重箱一名摩羅一名中逢花一名強瞿生荊州二月八月采根暴乾案玉篇云蕃百合蒜也

知母味苦寒主消渴熱中除邪氣肢體浮腫下水補不足益氣一名蚳母一名連母一名野蓼一名地參一名水參一名水浚一名貨母一名蝭母生川谷

吳普曰知母神農桐君無毒補不足益氣

御覽引云一名提母

名醫曰一名女雷一名女理一名兒草一名鹿列一名韭逢一名兒踵草一名東根一名水須一名沈燔一名蕁生河內二月八月采根暴乾

案說文云茋茋母也蕁茺藩也或从爻作薚廣雅云茋母兒踵東根也爾雅云蕁茺藩郭璞云生山上葉如韭一曰蝭母范子計然云蝭母出三輔黃白者善玉篇作[艹是]母

貝母味辛平主傷寒煩熱淋瀝邪氣疝瘕喉

神農本草經

痹乳難金創風痓一名空草

名醫曰一名藥實一名苦花一名苦菜一名商莔字草一名勤母生晉地十月采根暴乾

案說文云莔貝母也爾雅云貝父藥實也爾雅云莔貝母郭璞云根如小貝圓而白華葉似韭毛詩云言采其蝱傳云蝱貝母也陸璣云其葉如括樓而細小其子在根下如芋子正白四方連累相著有分解也

白莔味辛溫主女人漏下赤白血閉陰腫寒熱風頭侵目淚出長肌膚潤澤可作面脂一

名芳香生川谷

吳普曰白芷一名虈一名苻離一名澤芬一名葯御覽

名醫曰一名白茝一名虈一名莞一名苻離一名澤芬葉一名蒚麻可作浴湯生河東下澤二月八月采根暴乾

案說文云茝虈也虈楚謂之蘺晉謂之虈齊謂之茝廣雅云白芷其葉謂之葯西山經云號山其草多葯虈郭璞云葯白芷別名虈香草也淮南子修務訓云身若秋葯被風高誘云葯白芷香草也王逸注楚詞云葯白芷按名醫一名莞云云似即爾雅

莞苻離其上萵而說文別有蘺夫離也萵夫離上也是非一草舍人云白蒲一名苻蘺楚謂之莞豈蒲與莞相似而名醫誤合爲一乎或說文云楚謂之蘺即夫蘺也未可得詳舊作芷非

淫羊藿味辛寒主陰痿絕傷莖中痛利小便益氣力強志一名剛前生山谷按御覽一名蜀前

吳普曰淫羊藿神農雷公辛李氏小寒堅骨御覽

名醫曰生上郡陽山

黃芩味苦平主諸熱黃疸腸澼洩利逐水下

血閉惡創疽蝕火瘍一名腐腸生川谷

吳普曰黄芩一名黄文一名妒婦一名虹勝一名經芩一名印頭一名内虚神農桐君黄帝雷公扁鵲苦無毒李氏小温二月生赤黄葉兩兩四四相值莖空中或方員高三四尺四月花紫紅赤五月實黑根黄二月至九月采御覽

名醫曰一名空腸一名内虚一名黄文一名經芩一名妒婦生秭歸及冤句三月三

日采根陰乾

案說文云莶黃莶也廣雅云菇葿黃文内虛黃芩也范子計然云黃芩出三輔色黃者善

狗脊味苦平主腰背強關機緩急周痹寒濕厀痛頗利老人一名百枝生川谷

吳普曰狗脊一名狗青一名赤節神農苦桐君黃帝岐伯雷公扁鵲甘無毒李氏小溫如萆薢莖節如竹有刺葉圓赤根黃白亦如竹根毛有刺岐伯經云莖長節葉端

員青赤皮白有赤脈

名醫曰一名強膂一名扶蓋一名扶筋生常山二月八月采根暴乾

〔案廣雅云菝葜狗脊也玉篇云菝菰狗脊根也名醫別出菝葜條非〕

石龍芮味苦平主風寒溼痹心腹邪氣利關節止煩滿久服輕身明目不老一名魯果能〔御覽作食果〕一名地椹生川澤石邊

吳普曰龍芮一名薑苔一名天豆神農苦平岐伯酸扁鵲李氏大寒雷公鹹無毒五

月五日采御覽

名醫曰一名石能一名彭根一名天豆生

太山五月五日采子二月八月采根陰乾

案范子計然云石龍芮出三輔色黃者善

茅根味甘寒主勞傷虛羸補中益氣除瘀血

血閉寒熱利小便其苗主下水一名蘭根一

名茹根生山谷田野

名醫曰一名地管一名地筋一名兼杜生

楚地六月采根

案說文云茅菅也菅茅也廣雅云菅茅也爾雅云白華野菅郭璞云菅茅屬詩云白華菅兮白茅束兮傳云白華野菅也已漚爲菅

紫菀味苦溫主欬逆上氣胷中寒熱結氣去蠱毒痿蹷安五藏生山谷

吳普曰紫菀一名青苑御覽

名醫曰一名紫蒨一名青苑生房陵及眞定邯鄲二月三月采根陰乾

案說文云菀茈菀出漢中房陵陶宏景云白者名白菀唐本注云白菀卽女菀也

紫草味苦寒主心腹邪氣五疸補中益氣利

九竅通水道一名紫丹一名紫芙御覽引云一名地血

大觀本無文生山谷

吳普曰紫草節赤二月花御覽

名醫曰生碭山及楚地三月采根陰乾

案說文云茈草也藐茈草也莀草也可以染留黃廣雅云茈莀茈草也山海經云勞山多茈草郭璞云一名紫莀中染紫也爾雅云藐茈草郭璞云可以染紫

敗醬味苦平主暴熱火創赤氣疥搔疽痔馬鞍熱氣一名鹿腸生川谷

名醫曰一名鹿首一名馬草一名澤敗生

江夏八月采根暴乾

案范子計然云敗醬出三輔陶宏景云氣如敗醬故以爲名

白鮮味苦寒主頭風黃疸欬逆淋瀝女子陰中腫痛溼痹死肌不可屈伸起止行步生川谷

按御覽白鮮治酒風

名醫曰生上谷及冤句四月五月采根陰乾

案陶宏景云俗呼爲白羊鮮氣息正似羊羶或名白羶

酸醬味酸平主熱煩滿定志益氣利水道產

難吞其實立產一名醋醬生川澤按御覽醬作漿

吳普曰酸漿一名酢漿御覽

名醫曰生荆楚及人家田園中五月采陰

乾

案爾雅云葴寒醬郭璞云今酸醬草江東呼曰苦葴

紫參味苦辛寒主心腹積聚寒熱邪氣通九

竅利大小便一名牡蒙生山谷按御覽云治牛病

吳普曰牡蒙一名紫參一名衆戎一名音

腹一名伏菟一名童腸神農黃帝苦李氏

小寒生河西山谷或宛句商山圓聚生根黄赤有文皮黑中紫五月花紫赤實黑大如豆三月采根御覽大觀本節文

名醫曰一名衆戎一名童腸一名馬行生河西及冤句三月采根火炙使紫色

案范子計然云紫參出三輔赤青色者善

槀本味辛溫主婦人疝瘕陰中寒腫痛腹中急除風頭痛長肌膚悅顏色一名鬼卿一名地新生山谷

名醫曰一名微莖生崇山正月二月采根
暴乾三十日成
案廣雅云山茝蔚香藁本也管子地員篇云五臭疇生藁本荀子大略篇云蘭茝藁本漸于蜜醴一佩易之樊光注爾雅云藁本一名蘪蕪根名蘄茝舊作藁非

石韋味苦平主勞熱邪氣五癃閉不通利小便水道一名石韉生山谷石上
名醫曰一名石皮生華陰山谷不聞水及人聲者良二月采葉陰乾

萆薢味苦平主腰背痛強骨節風寒溼周痹

惡創不瘳熱氣生山谷

名醫曰一名赤節生眞定八月采根暴乾案博物志云菝葜與萆薢相亂

白薇味苦平主暴中風身熱肢滿忽忽不知人狂惑邪氣寒熱酸疼溫瘧洗洗發作有時生川谷

名醫曰一名白幕一名微草一名春草一名骨美生平原三月三日采根陰乾

水萍味辛寒主暴熱身痒藝文類聚初學記作癢此是下

水氣勝酒長須髮藝文類聚作烏鬢消渴久服輕身

一名水華藝文類聚引云一名水廉生池澤

吳普曰水萍一名水廉生澤水中葉員小

一莖一葉根入水五月華白三月采日乾

之御覽

名醫曰一名水白一名水蘇生雷澤三月

采暴乾

案說文云苹萍也無根浮水而生者萍苹

也蘋大萍也廣雅云薸萍也夏小正云七

月湟潦生苹爾雅云萍苹郭璞云水中浮

萍江東謂之薸又其大者蘋毛詩云于以

采蘋傳云蘋大萍也范子計然曰水萍出三輔色青者善淮南子原道訓云萍樹根于水高誘云萍大蘋也

王瓜味苦寒主消渴內痹瘀血月閉寒熱酸疼益氣愈聾一名土瓜生平澤

名醫曰生魯地田野及人家垣牆閒三月采根陰乾

案說文云萯王萯也廣雅云藈菇𤓰瓠王瓜也夏小正云四月王萯秀爾雅云鉤藈菇郭璞云鉤瓠也一名王瓜實如瓝瓜正赤味苦月令王瓜生鄭元云月令云王萯生孔頴達云疑王萯則王瓜也管子地員篇剽土之次曰五沙其種大萯細萯白莖

青秀以蔓本草圖經云大蕡即王蕡也芴亦謂之土瓜自别是一物

地榆味苦微寒主婦人乳痓痛七傷帶下病止痛除惡肉止汗療金創御覽引云主消酒又云明目大觀本草消酒作黑子而無明目生山谷

名醫曰生桐柏及冤句二月八月采根暴乾

案廣雅云菹蘓地榆也陶宏景云葉似榆而長初生布地而花子紫黑色如豉故名玉豉

海藻味苦寒主癭瘤氣頸下核破散結氣癰

癰瘕堅氣腹中上下鳴下十二水腫一名落首生池澤

名醫曰一名藫生東海七月七日采暴乾

案說文云藻水草也或作藻廣雅云海蘿海藻也爾雅云薄海藻也郭璞云藥草也一名海蘿如亂髮生海中本草云又藫石衣郭璞云水苔也一名石髮江東食之或曰藫葉似𩅦而大生水底也亦可食

澤蘭味苦微溫主乳婦內衄御覽作衄血中風餘疾大腹水腫身面四肢浮腫骨節中水金創癰腫創膿一名虎蘭一名龍棗生大澤傍

吳普曰澤蘭一名水香神農黄帝岐伯桐君酸無毒李氏溫生下地水傍葉如蘭二月生苗赤節四葉相值枝節間

名醫曰一名虎蒲生汝南三月三日采陰乾

案廣雅云虎蘭澤蘭也

防已味辛平主風寒溫瘧熱氣諸癇除邪利大小便一名解離御覽作石解引云通湊理利九竅大觀本六字黑

生川谷

吳普曰木防已一名解離一名解燕神農辛黃帝岐伯桐君苦無毒李氏大寒如芀莖蔓延如艽白根外黃似桔梗內黑又如車輻解二月八月十月采根御覽

名醫曰生漢中二月八月采根陰乾

案范子計然云防已出漢中旬陽

款冬花味辛溫主欬逆上氣善喘喉痹諸驚癎寒熱邪氣一名橐吾御覽作石一名顆涷御覽作顆冬一名虎須一名兔奚生山谷

吳普曰欵冬十二月花黄白藝文類聚

名醫曰一名氏冬生常山及上黨水傍十一月采花陰乾

案廣雅云苦萃欵凍也爾雅云菟奚顆凍郭璞云欵冬也紫赤華生水中西京雜記云欵冬華于嚴冬傅咸欵冬賦序曰仲冬之月氷凌積雪欵冬獨敷華豔

牡丹味辛寒主寒熱中風瘈瘲痓驚癇邪氣除癥堅瘀血留舍腸胃安五臧療癰創一名鹿韭一名鼠姑生山谷

吳普曰牡丹神農岐伯辛李氏小寒雷公

桐君苦無毒黃帝苦有毒葉如蓬相植根如指黑中有核二月采八月采日乾可食之輕身益壽御覽

名醫曰生巴郡及漢中二月八月采根陰乾

案廣雅云白苿牡丹也范子計然云牡丹出漢中河内赤色者亦善

馬先蒿味平主寒熱鬼注中風溼痺女子帶下病無子一名馬屎蒿生川澤

名醫曰生南陽

案說文云蔚牡蒿也廣雅云因塵馬先也爾雅云蔚牡菣郭璞云無子者毛詩云匪莪伊蔚傳云菣牡菣也陸璣云三月始生七月華華似胡麻華而紫赤八月爲角角似小豆角銳而長一名馬新蒿案新先聲相近

積雪草味苦寒主大熱惡創癰疽浸淫赤熛皮膚赤身熱生川谷

名醫曰生荊州

案陶宏景云荊楚人以葉如錢謂爲地錢草徐儀藥圖名連錢草本草圖經云咸洛二京亦有或名胡薄荷

女菀（御覽作菀）味辛溫主風寒洗霍亂洩利腸鳴

上下無常處驚癇寒熱百疾生川谷或山陽

吳普曰女菀一名白菀一名識女苑御覽

名醫曰一名白菀一名織女菀一名茆生

漢中正月二月采陰乾

案廣雅云女

腸女菀也

王孫味苦平主五藏邪氣寒溼痹四肢疼酸

厀冷痛生川谷

吳普曰黃孫一名王孫一名蔓延一名公

草一名海孫神農雷公苦無毒黃帝甘無

毒生西海山谷及汝南城郭垣下蔓延赤
文莖葉相當御覽
名醫曰吳名白功草楚名王孫齊名長孫
一名黃孫一名黃昏一名海孫一名蔓延
生海西及汝南城郭下
案陶宏景云今方家皆呼王昏又云牡蒙
蜀羊泉味苦微寒主頭禿惡創熱氣疥搔痂
癬蟲療齲齒生川谷
名醫曰一名羊泉一名飴生蜀郡

案廣雅云桼姑艾但鹿何澤翹也唐本注云此草一名漆姑

爵牀味鹹寒主腰脊痛不得著牀俛仰艱難除熱可作浴湯生川谷及田野按御覽作爵麻生漢中

吳普曰爵麻一名爵卿御覽

名醫曰生漢中

假蘇味辛溫主寒熱鼠瘻瘰癧生創破結聚氣下瘀血除溼痹一名鼠蓂生川澤舊在菜部今移

案別本注云今人名爲香蘇

吳普曰假蘇一名鼠實一名薑芥也御覽名

荆芥葉似落藜而細蜀中生噉之蜀本注

名醫曰一名薑芥生漢中

案陶宏景云即荆芥也薑荆聲譌耳先居草部中今人食之錄在菜部中也

翹根味甘寒平御覽作味苦平主下熱氣益陰精令人面說好明目久服輕身耐老生平澤舊在唐本退中今移

吳普曰翹根神農雷公甘有毒三月八月采以作蒸飲酒病人御覽

名醫曰生嵩高二月八月采

案陶宏景云方藥
不復用俗無識者

右草中品四十九種舊四十六種攷菜部

假蘇及唐本退中翹根宜入此

桑根白皮味甘寒主傷中五勞六極羸瘦崩
中脈絶補虛益氣葉主除寒熱出汗桑耳黑
者主女子漏下赤白汁血病癥瘕積聚陰痛
陰陽寒熱無子五木耳名檽益氣不飢輕身
強志生山谷

名醫曰桑耳一名桑菌一名木麥生犍爲

六月多雨時采即暴乾

案說文云桑蠶所食葉木蕘木耳也蕈桑蕘爾雅云桑瓣有葚梔舍人云桑樹一半有葚半無葚名梔也郭璞云瓣半也又女桑梜桑郭璞云今俗呼桑樹小而條長者爲女桑樹又檿山桑郭璞云似桑材中作弓及車轅又桑柳槐條郭璞云阿那垂條

竹葉味苦平主欬逆上氣溢筋急惡瘍殺小蟲根作湯益氣止渴補虛下氣汁主風痓實通神明輕身益氣

名醫曰生益州

案說文云竹冬生草也象形下垂者箁箬也

吳茱萸御覽引無吳字是味辛溫主溫中下氣止痛欬逆寒熱除溼血痹逐風邪開腠理根殺三蟲一名藙生山谷

名醫曰生冤句九月九日采陰乾

案說文云茱茱萸茱屬萸茱萸也藾煎茱萸漢律會稽獻藾一斗廣雅云樧榝欓樾林茱萸也三蒼云莍茱萸也御覽爾雅云椒榝醜莍郭璞云茱萸子聚生成房貌今江東亦呼莍榝似茱萸而小赤色禮記云三牲用藙鄭云藙煎茱萸也漢律會稽獻焉爾雅謂之榝范子計然云茱萸出三輔陶宏景云禮記名藙而俗中呼爲藙子當是不識藙字似蔱字仍以相傳

巵舊作梔藝文類聚及御覽引作支是子味苦寒主五內邪氣胃中熱氣面赤酒炮皶鼻白癩赤癩創瘍一名木丹生川谷

名醫曰一名越桃生南陽九月采實暴乾

案說文云梔黃木可染者廣雅云梔子桶桃也史記貨殖傳云巴蜀地饒巵集解云徐廣曰音支烟支也紫赤色也据說文當爲梔

蕪荑味辛主五內邪氣散皮膚骨節中淫淫溫行毒去三蟲化食一名無姑一名蕨蘠御覽引云逐寸白散腹中溫溫喘息大觀本作黑字生川谷

名醫曰一名藪蕵生晉山三月采實陰乾案說文云梗山枌榆有朿莢可爲蕪荑者廣雅云山榆母估也爾雅云莁荑蔱藩郭璞云一名白蕡又無姑其實夷郭璞云無姑姑榆也生山中葉圓而厚剝取皮合漬之其味辛香所謂蕪荑范子計然云蕪荑在地赤心者善

枳實味苦寒主大風在皮膚中如麻豆苦痒御覽作癢非除寒熱結止利舊作痢御覽作利是長肌肉利五藏益氣輕身生川澤

吳普曰枳實苦雷公酸無毒李氏大寒九月十月采陰乾御覽

名醫曰生河內九月十月采陰乾

案說文云枳木似橘周禮云橘踰淮而北爲枳沈括補筆談云六朝以前醫方唯有枳實無枳殼後人用枳之小嫩者爲枳實大者爲枳殼

厚朴味苦溫主中風傷寒頭痛寒熱驚悸氣血痹死肌去三蟲

吳普曰厚朴神農岐伯雷公苦無毒李氏小溫御覽引云一名厚皮生交阯

名醫曰一名厚皮一名赤朴其樹名榛其子名逐生交阯冤句九月十月采皮陰乾

案說文云朴木皮也榛木也廣雅云重皮厚朴也范子計然云厚朴出宏農按今俗以榛爲亲不知是厚朴說文榛栗字作亲

秦皮味苦微寒主風寒溼痹洗洗寒氣除熱目中青翳白膜久服頭不白輕身生川谷

吳普曰岑皮一名秦皮神農雷公黃帝岐伯酸無毒李氏小寒或生冤句水邊二月八月采御覽

名醫曰一名岑皮一名石檀生廬江及冤句二月八月采皮陰乾

案說文云梣青皮木或作棈淮南子俶真訓云梣木色青翳高誘云梣木苦歷木也生于山剝取其皮以水浸之正青用洗眼愈人目中膚翳据吳普云岑皮名秦皮本經作秦皮者後人以俗稱改之當爲岑皮

秦茮味辛溫主風邪氣溫中除寒痹堅齒髮明目久服輕身好顏色耐老增年通神生川谷

名醫曰生太山及秦嶺上或琅邪八月九月采實

案說文云茮茮莍茮檓實裹如裘者檓似茱萸出淮南廣雅云檓梂茱萸也北山

經云景山多秦椒郭璞云子似椒而細葉草也爾雅云椴大椒郭璞云今椒樹叢生實大者名爲椴又椒椴醜菉郭璞云菉萸子聚成房貌今江東亦呼菉椴似茱萸而小赤色毛詩云椒聊之實傳云椒聊椒也陸璣云椒樹似茱萸有鍼刺葉堅而滑澤蜀人作茶吳人作茗皆合煮其葉以爲香范子計然云秦椒出天水隴西細者善淮南子人閒訓云申椒杜茝美人之所懷服舊作椒非据山海經有秦椒生聞喜景山則秦非秦地之秦也

山茱萸味酸平主心下邪氣寒熱溫中逐寒溼痹去三蟲久服輕身一名蜀棗生山谷

吳普曰山茱萸一名魃實一名鼠矢一名

雞足神農黃帝雷公扁鵲酸無毒岐伯辛一經酸或生冤句琅邪或東海承縣葉如梅有刺毛二月華如杏四月實如酸棗赤五月采實御覽

名醫曰一名鷄足一名鬾實生漢中及琅邪冤句東海承縣九月十月采實陰乾

紫葳味酸御覽作鹹微寒主婦人産乳餘疾崩中癥瘕血閉寒熱羸瘦養胎生川谷

吳普曰紫葳一名武威一名瞿麥一名陵

居腹一名鬼目一名茇華神農雷公酸岐伯辛扁鵲苦鹹黃帝甘無毒如麥根黑正月八月采或生眞定御覽

名醫曰一名陵苕一名茇華生西海及山陽

案廣雅云茈葳陵苕蘧麥也爾雅云苕陵苕郭璞云一名陵時本草云又黃華蔈白華茇郭璞云苕華色異名亦不同毛詩云苕之華傳云苕陵苕也范子計然云紫葳出三輔李當之云是瞿麥根据李說與廣雅合而唐本注引爾雅注有一名陵霄四字謂即陵霄花陸璣以爲鼠尾疑皆非故不采之

豬苓味甘平主痎瘧解毒蠱注御覽作蛀不祥利水道久服輕身耐老御覽作能老一名猳豬屎生山谷

吳普曰豬苓神農甘雷公苦無毒御覽引云如茯苓或生冤句八月采

名醫曰生衡山及濟陰冤句二月八月采陰乾

案莊子云豕零司馬彪注作豕囊云一名豬苓根似豬卵可以治渴

白棘味辛寒主心腹痛癰腫潰膿止痛一名

棘鍼生川谷

名醫曰一名棘刺生雍州

案說文云棘小棗叢生者爾雅云髦顛棘孫炎云一名白棘李當之云此是酸棗樹鍼今人用天門冬苗代之非是眞也案經云天門冬一名顛勒勒棘聲相近則今人用此亦非無因也

龍眼味甘平主五臧邪氣安志厭食久服強魂聰明輕身不老通神明一名益智生山谷

吳普曰龍眼一名益智要術一名比目御覽

名醫曰其大者似梹榔生南海松樹上五

月采陰乾

案廣雅云益智龍眼也劉逵注吳都賦云龍眼如荔枝而小圓如彈丸味甘勝荔枝蒼梧交阯南海合浦皆獻之山中人家亦種之

松羅味苦平主瞋怒邪氣止虛汗頭風女子陰寒腫病一名女蘿生山谷

名醫曰生熊耳山松樹上五月采陰乾

案廣雅云女蘿松蘿也毛詩云蔦與女蘿傳云女蘿菟絲松蘿也陸璣云松蘿自蔓松上枝正青與菟絲異

衛矛味苦寒主女子崩中下血腹滿汗出除

鬼箭

吳普曰鬼箭一名衛矛神農黃帝桐君苦無毒葉如桃如羽正月二月七月采陰乾

或生田野御覽

名醫曰生霍山八月采陰乾

案廣雅云鬼箭神箭也陶宏景云其莖有三羽狀如箭羽

合歡味甘平主安五藏利心志藝文類聚作和心志御覽作和心氣令人歡樂無憂久服輕身明目得所欲

生山谷

名醫曰生益州

案唐本注云或曰合昏歡昏音相近日華子云夜合

右木中品一十七種舊同

白馬莖味鹹平主傷中脈絶陰不起強志益氣長肌肉肥健生子眼主驚癇腹滿瘧疾當殺用之懸蹄主驚邪瘈瘲乳難辟惡氣鬼毒蠱注不祥生平澤

名醫曰生雲中

鹿茸味甘溫主漏下惡血寒熱驚癇益氣強

志生齒不老角主惡創癰腫逐邪惡氣留血在陰中

名醫曰茸四月五月解角時取陰乾使時躁角七月采

牛角鰓下閉血瘀血疼痛女人帶下血髓補中填骨髓久服增年髓可丸藥

案說文云鰓角中骨也

羊角味鹹溫主青盲明目殺疥蟲止寒洩惡鬼虎狼止驚悸久服安心益氣輕身生

川谷

名醫曰生河西取無時

案說文云羖夏羊牝曰羖爾雅云羊牝羖郭璞云今人便以牂羖爲黑白羊名

牡狗陰莖味鹹平主傷中陰痿不起令強熱大生子除女子帶下十二疾一名狗精膽主明目

名醫曰六月上伏取陰乾百日

羖羊角味鹹寒主明目益氣起陰去惡血注下辟蠱毒惡鬼不祥安心氣常不厭寐生川谷

名醫曰生石城及華陰山采無時

案說文云麢大羊而細角廣雅云美皮冷角爾雅云麢大羊郭璞云麢羊似羊而大角圓銳好在山崖間陶宏景云爾雅名羱羊据說文云莧山羊細角也爾雅云羱如羊郭璞云羱似吳羊而大角角橢出西方莧即羱正字然本經羚字實麢字俗寫當以麢爲是爾雅釋文引本草作麢

犀角味苦寒主百毒蟲注邪鬼障氣殺鉤吻鴆羽蛇毒除邪不迷惑厭寐久服輕身生山谷

名醫曰生永昌及益州

案說文云犀南徼外牛一角在鼻一角在頂似豕爾雅云犀似豕郭璞云形似水牛

豬頭大腹庳腳腳有三蹄黑色三角一在頂上一在鼻上一在額上鼻上者即食角也小而不橢好食棘亦有一角者山海經云琴鼓之山多白犀郭璞云此與辟寒蠲忿辟塵辟暑諸犀皆異種也范子計然云犀角出南郡上價八千中三千下一千

右獸中品七種舊同

燕屎味辛平主蠱毒鬼注逐不祥邪氣破五癃利小便生平谷

名醫曰生高山

案說文云燕元鳥也籋口布翄枝尾象形作巢避戊已乙元鳥也齊魯謂之乙取其名自呼象形或作鳦爾雅云燕燕鳦夏小正云二月來降燕乃睇傳云燕乙也九月陟

元鳥蟄傳云元鳥者燕也

天鼠屎味辛寒主面癰腫皮膚洗洗時痛腹中血氣破寒熱積聚除驚悸一名鼠沄一名石肝生山谷

名醫曰生合浦十月十二月取

案李當之云即伏翼屎也李云天鼠方言一名僊鼠案今本方言云或謂之老鼠當爲天字之誤也

右禽中品二種舊同

蝟皮味苦平主五痔陰蝕下血赤白五色血

汁不止陰腫痛引要背酒煮殺之生川谷

名醫曰生楚山田野取無時

案說文云彙似豪豬者或作蝟廣雅云虎王蝟也爾雅云彙毛刺郭璞云今謂狀似鼠淮南子說山訓云鵲矢中蝟

露蜂房味苦平主驚癇瘈瘲寒熱邪氣癲疾鬼精蠱毒腸痔火熬之良一名蜂腸生山谷

名醫曰一名百穿一名蜂勦生牂柯七月七日采陰乾

案淮南子汜論訓云蜂房不容卵高誘云房巢也

鼈甲味鹹平主心腹癥瘕堅積寒熱去痞息肉陰蝕痔惡肉生池澤

名醫曰生丹陽取無時

案說文云鼈甲蟲也

蟹味鹹寒主胷中邪氣熱結痛喎僻面腫敗漆燒之致鼠生池澤

名醫曰生伊洛諸水中取無時

案說文云蟹有二敖八足旁行非蛇鱓之穴無所庇或作蠏蛫蟹也荀子勸學篇云蟹六跪而二螯非蛇蟺之穴無所寄託廣雅云蜅蠏蛫也爾雅云螖蠌小者蟧郭璞

云或曰即蟚蜻也似蟹而小

柞蟬味鹹寒主小兒驚癇夜啼癲病寒熱生楊柳上

名醫曰五月采蒸乾之

案說文云蟬以旁鳴者蜩蟬也廣雅云蛥蛣蟬也復育蛻也舊作蚱蟬別錄云蚱者鳴蟬也殼一名楉蟬又名伏蜟案蚱即柞字周禮考工記云侈則柞鄭元云柞讀爲咋咋然之咋聲大外也說文云諎大聲也音同柞今據作柞柞蟬即五月鳴蜩之蜩夏小正云五月良蜩鳴傳良蜩也五采具爾雅云蜩蜋蜩毛詩云如蜩傳云蜩蟬也方言云楚謂之蜩宋衛之間謂之螗蜩陳鄭之間謂之蜋蜩秦晉之間謂之蟬海岱

之間謂之蜻論衡云蟬生於復育開背而出而玉篇云蚱蟬七月生陶宏景音蚱作笮云瘂蟬是月令之寒蟬爾雅所云蜺矣唐本注非之也

蠐螬味鹹微溫主惡血血瘀御覽作血痹痹氣破折血在脅下堅滿痛月閉目中淫膚青瞖白膜一名蟦蠐生平澤

名醫曰一名腥齊一名敦齊生河內人家積糞草中取無時反行者良

案說文云齏齏蠹也蝤蝤齏也蝎蝤齏也廣雅云蛭蛒蛬蠾地蠶蠹蟦蠀螬爾雅云蟦蠐螬郭璞云在糞土中又蝤蠐蝎郭璞云在木中今雖通名蝎所在異又蝎蛣蝠

郭璞云木中蠹蟲蝎桑蠹郭璞云即拮掘
毛詩云領如蝤蠐傳云蝤蠐蝎蟲也方言
云蟦蠐謂之蟦自關而東謂之蝤蠐或謂
之蛬蠾或謂之蝖螜梁益之間謂之蛒或
謂之蝎或謂之蛭蛒秦晉之間謂之蠹或
謂之天螻列子天瑞篇云烏足根爲蠐螬
博物志云蠐螬以背行快於足用說文
無蟦字當借蜰爲之聲相近字之誤也

烏賊魚骨味鹹微溫主女子漏下赤白經汁
血閉陰蝕腫痛寒熱癥瘕無子生池澤

名醫曰生東海取無時

案說文云鰂烏鰂魚名或作鯽左思賦有
烏賊劉逵注云烏賊魚腹中有墨陶宏景
云此是鷃烏所化作今
其口腳具存猶相似爾

白僵蠶味鹹主小兒驚癇夜啼去三蟲滅黑皯令人面色好男子陰瘍病生平澤

名醫曰生潁川四月取自死者

案說文云蠶任絲也淮南子說林訓云蠶食而不飲二十二日而化博物志云蠶三化先孕而後交不交者亦生子子後爲蠶皆無眉目易傷收采亦薄玉篇作蝹蠶正當爲僵舊作殭非

鮀魚甲味辛微溫主心腹癥瘕伏堅積聚寒熱女子崩中下血五色小腹陰中相引痛創疥死肌生池澤

名醫曰生南海取無時

案說文云鱓魚名皮可爲鼓鼉水蟲似蜥易長大陶宏景云鮀卽鼉甲也

樗雞味苦平主心腹邪氣陰痿益精強志生子好色補中輕身生川谷

名醫曰生河內樗樹上七月采暴乾

案廣雅云樗鳩樗雞也爾雅云翰天雞李巡云一名酸雞郭璞云小蟲黑身赤頭一名莎雞又曰樗雞毛詩云六月莎雞振羽陸璣云莎雞如蝗而班色毛翅數重其翅正赤或謂之天雞六月中飛而振羽索索作聲幽州人謂之蒱錯是也

活蝓味鹹寒主賊風喎僻軼筋及脫肛驚癇

攣縮一名陵蠡生池澤

名醫曰一名土蝸一名附蝸生大山及陰地沙石垣下八月取

案說文云蝓虒蝓也蠃一名虒蝓廣雅云蠡蠃蝸牛螔蝓也中山經云青要之山是多僕纍郭璞云僕纍蝸牛也周禮鼈人祭祀供蠃鄭云蠃螔蝓爾雅云蚹蠃螔蝓郭璞云卽蝸牛也名醫曰別出蝸牛條非舊作蛞說文所無据玉篇云蛞蛞東知卽活東異文然則當爲活

石龍子味鹹寒主五癃邪結氣破石淋下血利小便水道一名蜥易生川谷

神農本草經

吳普曰石龍子一名守宮一名石蜴一名

石龍子御覽

名醫曰一名山龍子一名守宮一名石蜴

生平陽及荊山石間五月取著石上令乾

案說文云蜥蟲之蜥易也易蜥易蝘蜓守

宮也象形蝘蜓在壁曰蝘蜓在草曰蜥易或

作䗴蚖蠑蚖蛇醫以注鳴者廣雅云蛤解

蠦蝘蚵蠪蜤蜴也爾雅云蠑螈蜥蜴蜥蜴

蝘蜓蝘蜓守宮也毛詩云胡爲虺蜴傳云

蜴螈也陸璣云虺蜴一名蠑螈蜴也或謂

之蛇醫如蜥蜴青綠色大如指形狀可惡

方言云守宮秦晉西夏謂之守宮或謂之

蠦蝘或謂之蜥易其在澤中者謂之易蜴

南楚謂之蛇醫或謂之蠑螈東齊海岱謂

之螔蛾北燕謂之祝蜓桂林之中守宮大者而能鳴謂之蛤解

木䖟味苦平主目赤痛眥傷淚出瘀血血閉寒熱酸慚無子一名魂常生川澤

名醫曰生漢中五月取

案說文云蝱齧人飛蟲廣雅云䗈蠪蝱也此省文淮南子齊俗訓云水蠆爲蟌莣高誘云青蛉也又說山訓云蝱散積血

蜚蝱味苦微寒主逐瘀血破下血積堅痞癥瘕寒熱通利血脈及九竅生川谷

名醫曰生江夏五月取腹有血者良

蜚廉味鹹寒主血瘀御覽引云逐下血癥堅寒熱破積聚喉咽痹內寒無子生川澤按御覽作生晉地二月采之

吳普曰蜚廉蟲神農黃帝云治婦人寒熱御覽

名醫曰生晉陽及人家屋閒立秋采

案說文云蠦盧蜰也蜚臭蟲負蠜也蠜皀蠜也廣雅云飛蟅飛蠊也爾雅云蜚蠦蜰郭璞云即負盤臭蟲唐本注云漢中人食之下氣名曰石薑一名盧蜰一名負盤舊作蠊据邢昺疏引此作廉

䗪蟲味鹹寒主心腹寒熱洗洗血積癥瘕破

壁下血閉生子大良一名地鼈生川澤

吳普曰䗪蟲一名土鼈御覽

名醫曰一名土鼈生河東及沙中人家牆壁下土中溼處十月暴乾

案說文云蟅蟲屬蠜也廣雅云負蠜蟅也爾雅云草蟲負蠜郭璞云常羊也毛詩云喓喓草蟲傳云草蟲常羊也陸璣云小大長短如蝗也奇音青色好在茅草中

伏翼味鹹平主目瞑明目夜視有精光久服令人熹樂媚好無憂一名蝙蝠生川谷舊作禽部今移

吳普曰伏翼或生人家屋間立夏後陰乾

治目冥令人夜視有光藝文類聚

名醫曰生太山及人家屋間立夏後采陰

乾

案說文云蝙蝠也蝙蝠服翼也廣雅

云伏翼飛鼠僊鼠蟙蟔也爾雅云蝙蝠服

翼方言云蝙蝠自關而東謂之伏翼或謂

之飛鼠或謂之老鼠或謂之仙鼠自關而

西秦隴之間謂之蝙蝠北燕

謂之蟙蟔李當之云即天鼠

右蟲魚中品一十七種舊十六種考禽部

伏翼宜入此

梅實味酸平主下氣除熱煩滿安心肢體痛偏枯不仁死肌去青黑志惡疾生川谷

吳普曰梅實大觀本草作核明目益氣不飢御覽大觀本草引吳氏本草

名醫曰生漢中五月采火乾

案說文云蘛乾梅之屬或作蘛某酸果也以梅爲柟爾雅云梅柟郭璞云似杏實酢是以某注梅也周禮籩人饋食籩其實乾蘛鄭云乾蘛乾梅也有桃諸梅諸是其乾者毛詩疏云梅暴爲腊羹臛蘛蘛中人含之以香口大觀本草

右果中品一種舊同

大豆黄卷味甘平主溼痹筋攣厀痛生大豆塗癰腫煮汁飲殺鬼毒止痛赤小豆主下水排癰腫膿血生平澤

吳普曰大豆黄卷神農黄帝雷公無毒采無時去面䵟得前胡烏喙杏子牡厲天雄鼠屎共蜜和佳不欲海藻龍膽此法大豆初出黄土芽是也生大豆神農岐伯生熟寒九月采殺烏豆毒並不用元參赤小豆神農黄帝鹹雷公甘九月采御覽

名醫曰生大山九月采

案說文云尗豆也象豆生之形也荅小尗也藿尗之少也廣雅云大豆尗也小豆荅也豆角謂之莢其葉謂之藿爾雅云戎叔謂之荏叔孫炎云大豆也

粟米味鹹微寒主養腎氣去胃脾中熱益氣陳者味苦主胃熱消渴利小便大觀本草作黑字據吳普增

吳普曰陳粟神農黃帝苦無毒治脾熱渴

粟養腎氣御覽

案說文云粟嘉穀實也孫炎注爾雅粢稷云粟也今關中人呼小米爲粟米是

黍米味甘溫主益氣補中多熱令人煩大觀本作黑字據吳普增

吳普曰黍神農甘無毒七月取陰乾益中補氣御覽

案說文云黍禾屬而黏者以大暑而種故謂之黍孔子曰黍可爲酒禾入水也廣雅云粢黍稻其采謂之禾齊氏要術引氾勝之書曰黍忌丑又曰黍生於巳壯於酉長於戌老於亥死於丑惡於丙午忌於丑寅卯按黍卽糜之種也

右米穀中品三種舊二種

蓼實味辛溫主明目溫中耐風寒下水氣面

目浮腫癰瘍馬蓼去腸中蛭蟲輕身生川澤

吳普曰蓼實一名天蓼一名野蓼一名澤

蓼藝文聚類

名醫曰生雷澤

案說文云蓼辛菜薔虞也薔薔虞蓼廣雅云葒蘢蘋馬蓼也爾雅云薔虞蓼郭璞云虞蓼澤蓼又葒蘢古其大者蘬郭璞云俗呼葒草爲蘢鼓語訛轉耳毛詩云隰有游龍傳云龍紅草也陸璣云一名馬蓼葉大而赤色生水中高丈餘又以蕕荼蓼傳云蓼水草也

葱實味辛溫主明目補中不足其莖可作湯

主傷寒寒熱出汗中風面目腫䪥味辛溫主
金創創敗輕身不飢耐老生平澤
名醫曰生魯山
案說文云䪥菜也葉似韭廣雅云韭䪥蕎
其華謂之菁爾雅云䪥鴻薈郭璞云即䪥
菜也又葝山䪥陶宏景云葱䪥異物而
今共條本經既無非以其同類故也
水蘇味辛微溫主下氣辟口臭去毒辟惡久
服通神明輕身耐老生池澤
吳普曰芥葅一名水蘇一名勞祖御覽
名醫曰一名雞蘇一名勞祖一名芥葅一

名芥葅生九眞七月采

案說文云蘇桂荏也廣雅云芥葅水蘇也爾雅云蘇桂荏郭璞云蘇荏類故名桂荏方言云蘇亦荏也關之東西或謂之蘇或謂之荏周鄭之間謂之公蕡沅湘之南謂之䓒其小者謂之蘸葇按蘸葇即香薷也亦名香葇名醫別出香薷條非今紫蘇薄荷等皆蘇類也名醫俱別出之

右菜中品三種舊四種攷葱實宜與䪥同條今并假蘇宜入草部

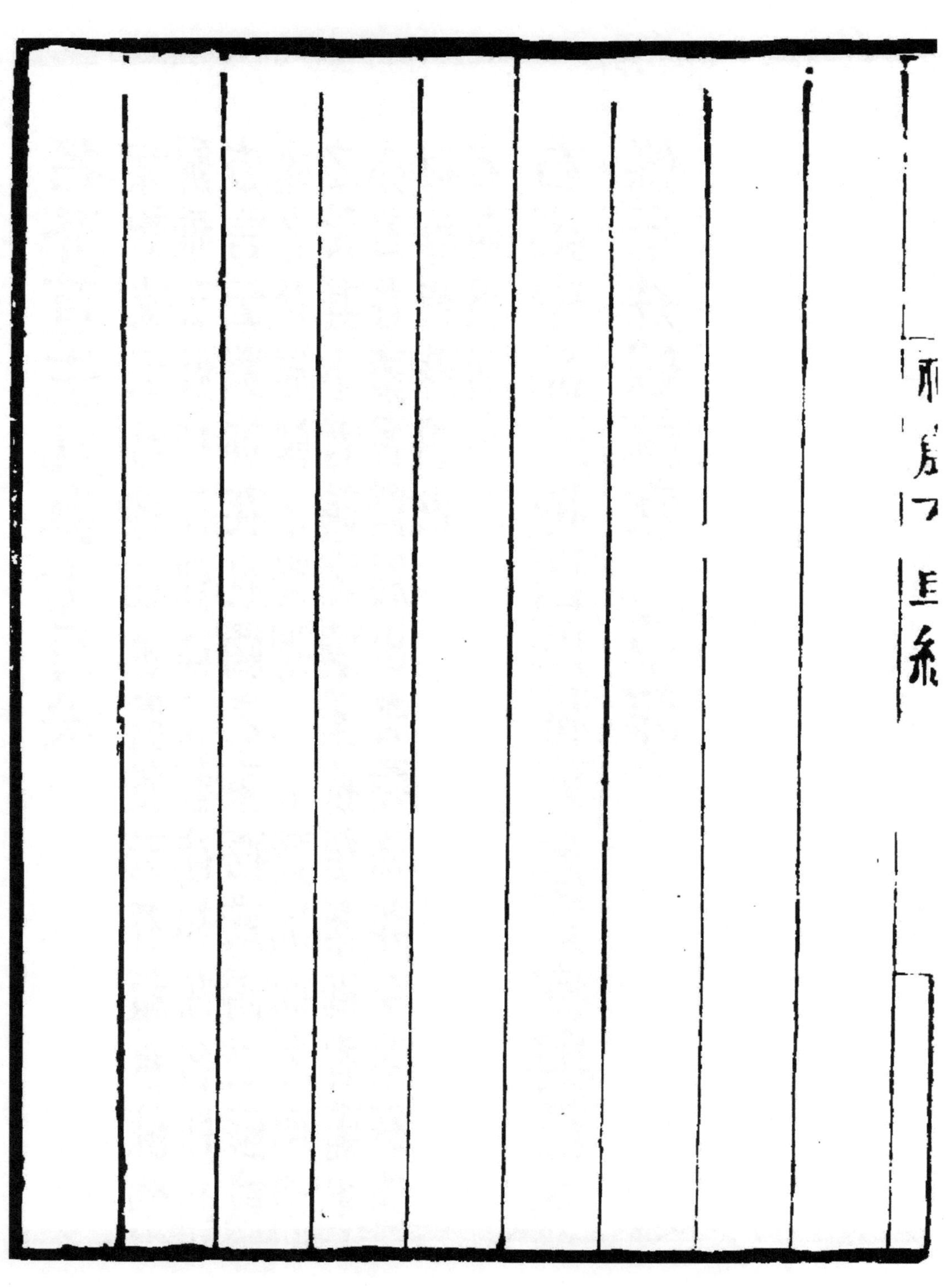

子史鉤沈　逸書考

神農本草經　甘泉黄奭學

下經

下藥一百二十五種爲左使主治病以應地多毒不可久服欲除寒熱邪氣破積聚愈疾者本下經

石灰　礜石　鉛丹

粉錫錫鏡鼻　代赭　戎鹽大鹽

鹵鹽　白堊　冬灰

青琅玕 右玉石下品八種舊一十二種

附子 烏頭 天雄

半夏 虎掌 鳶尾

大黃 亭歷 桔梗

莨蕩子 草蒿 旋覆花

藜蘆 鉤吻 射干

蛇合 恒山 蜀漆

甘遂 白斂 青葙子

雚菌 白及 大戟

澤漆　茵芋　貫衆

蕘華　牙子　羊躑躅

商陸　羊蹄　萹蓄

狼毒　白頭翁　鬼臼

羊桃　女青　連翹

閭茹　烏韭　鹿藿

蚤休　石長生　陸英

藎草　牛萹　夏枯草

芫華

右草下品四十九種舊四十八種

巴豆　蜀茮　皂莢

栁華　楝實　郁李仁

莽草　雷丸　桐葉

梓白皮　石南　黃環

溲疏　鼠李　藥實根

欒華　蔓茮　右木下品一十七種舊一十八種

豚卵　麋脂　鼺鼠

六畜毛蹄甲　右獸下品四種舊同

蝦蟇　馬刀　蛇蛻

邱蚓　蠮螉　吳蚣

水蛭　班苗　貝子

石蠶　省甕　蜣螂

螻蛄　馬陸　地膽

鼠婦　熒火　衣魚

伏翼右蟲魚下品一十九種舊一十八種

桃核仁　杏核仁右木下品二種舊同

腐婢右米穀下品一種舊同

苦瓠　木斳右菜下品二種舊同

神農本草經

彼子右一種未詳

序例白字

佚文

附吳普本草

石灰味辛溫主疽瘍疥搔熱氣惡創癩疾死肌墯眉殺痔蟲去黑子息肉一名惡灰生山谷

名醫曰一名希灰生中山

案惡灰疑當爲堊灰希石聲之緩急

礜石味辛大熱主寒熱鼠瘻蝕創死肌風痹腹中堅一名青介石一名立制石一名固羊石御覽引云除熱殺百獸大觀本作黑字出山谷

吳普曰白礜石一名鼠鄉神農岐伯辛有毒桐君有毒黃帝甘有毒李氏云或生魏興或生少室十二月採御覽引云一名太白一名澤乳一名食鹽又云李氏大寒主溫熱

名醫曰一名白礜石一名太白石一名澤乳一名食鹽生漢中及少室采無時

案說文云礜毒石也出漢中西山經云皋塗之山有白石焉其名曰礜可以毒鼠范子計然云礜石出漢中色白者善淮南子地形訓云白天九百歲生白礜高誘云白礜礜石也又說林訓云人食礜石而死蠶食之而肥高誘云礜石出陰山一曰能殺鼠案西山經云毒鼠即治鼠瘻也

鉛丹味辛微寒主吐逆胃反驚癎瘨疾除熱下氣鍊化還成九元久服通神明御覽引作吐下云久伏成仙生平澤

名醫曰一名鉛華生蜀郡

案說文云鉛青金也陶宏景云即今熬鉛所作黃丹也

粉錫味辛寒主伏尸毒螫殺三蟲一名解錫

錫鏡鼻主女子血閉癥瘕伏腸絶孕生山谷

舊作二種今并

名醫曰生桂陽

案說文云錫銀鉛之間也

代赭味苦寒主鬼注賊風蠱毒殺精物惡鬼腹中毒邪氣女子赤沃漏下一名須丸生山谷

名醫曰一名血師生齊國赤紅青色如雞

冠有澤染爪甲不渝者良采無時

案說文云赭赤土也北山經云少陽之山其中多美赭管子地數篇云山上有赭者其下有鐵范子計然云石赭出齊郡赤色者善蜀赭出蜀郡据元和郡縣志云少陽山在交城縣其地近代也

戎鹽主明目目痛益氣堅肌骨去毒蠱大鹽令人吐御覽引云主腸胃結熱大觀本作黑字鹵鹽味苦寒主大熱消渴狂煩除邪及下蠱毒柔肌膚御覽引云一名寒石明目益氣生池澤舊作三種今并

名醫曰戎鹽一名胡鹽生胡鹽山及西羌

北地酒泉福祿城東南角北海青南海赤十月采大鹽生邯鄲及河東鹵鹽生河东鹽池案說文云鹽鹹也古者宿沙初作煮海鹽鹵西方鹹地也从西省象鹽形安定有鹵縣東方謂之斥西方謂之鹵鹽河東鹽池袤五十一里廣七里周百十六里北山經云景山南望鹽販之澤郭璞云即解縣鹽池也今在河東猗氏縣案在山西安邑運城

白堊味苦溫主女子寒熱癥瘕月閉積聚生山谷案御覽引本草經白堊即白善土也生邯鄲

吳普曰白堊一名白蟮一切經音義

名醫曰一名白善生邯鄲采無時

案說文云堊白涂也中山經云蔥聾之山是多白堊

冬灰味辛微溫主黑子去肬息肉疽蝕疥搔

一名藜灰生川澤

名醫曰生方谷

青琅玕味辛平主身痒火創癰傷疥搔死肌

一名石珠生平澤

名醫曰一名青珠生蜀郡采無時

案說文云琅玕似珠者古文作㻇禹貢
云雍州貢璆琳琅玕鄭云琅玕珠也

右玉石下品九種舊十二種粉錫錫鏡鼻
爲二戎鹽大鹽鹵鹽爲三非攷當各爲一

附子味辛溫主風寒欬逆邪氣溫中金創破
癥堅積聚血瘕寒溼踒御覽作痿躄拘攣厀痛不
能行步御覽引云爲百藥之長大觀本作黑字生山谷
吳普曰附子一名莨神農辛岐伯雷公甘
有毒李氏苦有毒大溫或生廣漢八月采
皮黑肥白御覽

名醫曰生楗爲及廣漢冬月采爲附子春采爲烏頭覽御

案范子計然云附子出蜀武都中白色者善

烏頭味辛溫主中風惡風洗洗出汗除寒溼痹欬逆上氣破積聚寒熱其汁煎之名射罔殺禽獸一名奚毒一名卽子一名烏喙生山谷

吳普曰烏頭一名莨一名千狄一名毒公一名卑負御覽作果負一名耿子神農雷公桐

君黃帝甘有毒正月始生葉厚莖方中空

葉四面相當與蒿相似案證類本草亦作果負

又云烏喙神農雷公桐君黃帝有毒李氏

小寒十月采形如烏頭有兩岐相合如烏

之喙名曰烏喙也所畏惡使盡與烏頭同

一名萴子一名莨神農岐伯有大毒李氏

大寒八月采陰乾是附子角之大者畏惡

與附子同御覽大觀本節文

名𤸫曰生朗陵正月二月采陰乾長三寸

已上爲天雄

案說文云萴烏喙也爾雅云芨堇草郭璞云即烏頭也江東呼爲堇范子計然云烏頭出三輔中白者善國語云驪姬寘堇于肉韋昭云堇烏頭也淮南子主術訓云莫凶于雞毒高誘云雞毒烏頭也按雞毒即奚毒即子即萴子傈子也名醫別出側子條非

天雄味辛溫主大風寒溼痹瀝節痛拘攣緩急破積聚邪氣金創強筋骨輕身健行一名白幕御覽引云長陰氣強志令人武勇力作不倦大觀本作黑字生山谷

名醫曰生少室二月采根陰乾

案廣雅云蕪奚毒附子也一歲爲萴子二歲爲烏喙三歲爲附子四歲爲烏頭五歲爲天雄淮南子繆稱訓云天雄烏喙藥之凶毒也良醫以活人

半夏味辛平主傷寒寒熱心下堅下氣喉咽腫痛頭眩胷張欬逆腸鳴止汗一名地文一名水玉已上八字元本黑生川谷

吳普曰半夏一名和姑生微邱或生野中葉三三相偶二月始生白華員上御覽

名醫曰一名示姑生槐里五月八月采根暴乾

案月令云二月半夏生范子計然云半夏出三輔色白者善列仙傳云赤松子服水玉以敎神農疑卽半夏別名

虎掌味苦溫主心痛寒熱結氣積聚伏梁傷筋痿拘緩利水道生山谷

吳普曰虎掌神農雷公苦無毒岐伯桐君辛有毒立秋九月采之御覽引云或生太山或宛朐

名醫曰生漢中及冤句二月八月采陰乾

案廣雅云虎掌瓜屬也

鳶尾味苦平主蠱毒邪氣鬼注諸毒破癥瘕

積聚，去水，下三蟲。生山谷。

吳普曰：鳶尾治蠱毒。御覽

名醫曰：一名烏園，生九疑山，五月采。

案廣雅云：鳶尾、烏萐，射干也。疑當作鳶尾，烏園也；烏翣，射干也。是二物。陶、唐本注云與射干全別。

大黃，味苦寒。主下瘀血、血閉，寒熱，破癥瘕積聚，留飲宿食，蕩滌腸胃，推陳致新，通利水穀，御覽此下有道字調中化食，安和五藏。生山谷。

吳普曰：大黃一名黃良，一名火參，一名膚如。神農、雷公：苦，有毒。扁鵲：苦，無毒。李氏：小

寒爲中將軍或生蜀郡北部或隴西二月
花生生黃赤葉四四相當黃莖高三尺許
三月華黃五月實黑三月采根根有黃汁
切陰乾御覽
名醫曰一名黃良生河西及隴西二月八
月采根火乾
案廣雅云黃良大黃也
亭歷舊作葶藶御覽作亭歷味辛寒主癥瘕積聚結氣
飲食寒熱破堅一名大室一名大適生平澤

及田野按徐本破堅下有逐邪通利水道六字蓋从證類本草

名醫曰一名丁歷一名蕇蒿生藁城立夏後采實陰乾得酒良

案說文云蕇亭歷也廣雅云狗薺大室亭藶也爾雅云蕇葶藶郭璞云實葉皆似芥淮南子繆稱訓云亭歷愈張西京雜記云亭歷死於盛夏

桔梗味辛微溫主胷脅痛如刀刺腹滿腸鳴幽幽驚恐悸氣御覽引云一名利如大觀本作黑字生山谷

吳普曰桔梗一名符扈一名白藥一名利如一名梗草一名盧如神農醫和苦無毒

扁鵲黄帝鹹岐伯雷公甘無毒李氏大寒

葉如薺苨莖如筆管紫赤二月生御覽

名醫曰一名利如一名房圖一名白藥一名梗草一名薺苨生嵩高及冤句二八月采根暴乾

案說文云桔梗藥名廣雅云犁如桔梗也戰國策云今求柴胡及之睾黍梁父之陰則郄車而載耳桔梗于沮澤則累世不得一焉爾雅云苨菧苨郭璞云薺苨據名醫云是此別名下又出薺苨條非然陶宏景亦別爲二矣

莨蕩子味苦寒主齒痛出蟲肉痹拘急使人

健行見鬼多食令人狂走久服輕身走及奔馬強志益力通神一名橫唐生川谷

名醫曰一名行唐生海濱及雍州五月采子

案廣雅云葱萍蘭蕩也陶宏景云今方家多作狼蓎舊作若案說文無若蓎字史記淳于意傳云菑川王美人懷子而不乳飲以莨蕩藥一撮本草圖經引作浪蕩是

草蒿味苦寒主疥搔痂痒惡創殺蝨留熱在骨節閒明目一名青蒿一名方潰生川澤

名醫曰生華陰

案說文云蒿菣也菣香蒿也或作堅爾雅云蒿菣郭璞云今人呼青蒿香中炙啖者爲菣史記司馬相如傳菴䕡注漢書音義曰菴䕡蒿也陶宏景云即今青蒿

旋復花味鹹溫主結氣脅下滿驚悸除水去五臟閒寒熱補中下氣一名金沸草一名盛椹生川谷

名醫曰一名戴椹生平澤五月采花日乾二十日成

案說文云蕧盜庚也爾雅云蕧盜庚郭璞云旋復似菊

藜蘆御覽作棃蘆味辛寒主蠱毒欬逆洩利腸澼

頭瘍疥搔惡創殺諸蟲毒去死肌一名葱苒生山谷

吳普曰藜蘆一名葱葵一名豐蘆一名蕙葵御覽引云一名山葱一名葱苒神農雷公辛有毒御覽引云黄帝有毒岐伯鹹有毒李氏太寒大毒扁鵲苦有毒大葉小根相連御覽引云二月采根

名醫曰一名葱菼一名山葱生太山三月采根陰乾

案廣雅云蒶藘葱苒也范子計然云藜蘆出河東黄白者善爾雅云茖山葱疑非此

鉤吻御覽作肳味辛溫主金創乳痓中惡風欬逆上氣水腫殺鬼注舊作疰御覽作注是蠱毒一名野葛生山谷

吳普曰秦鉤肳一名毒根一名野葛神農辛雷公有毒殺人生南越山或益州葉如葛赤莖大如箭方根黃色或生會稽東冶正月采御覽

名醫曰生傅高山及會稽東野

案廣雅云莨鉤吻也淮南子說林訓云蝮虵螫人傅以和堇則愈高誘云和堇野葛

毒藥博物志云鉤吻毒桂心葱葉沸解之陶宏景云或云鉤吻是毛茛沈括補筆談云閩中人呼爲吻莽亦謂之野葛嶺南人謂之胡蔓俗謂之斷腸草此草人間至毒之物不入藥用恐本草所出別是一物非此鉤吻也

射干味苦平主欬逆上氣喉痹咽痛不得消息散結氣腹中邪逆食飲大熱一名烏扇一名烏蒲生川谷

吳普曰射干一名黃遠御覽

名醫曰一名烏翣一名烏吹一名草薑生南陽田野三月三日采根陰乾

案廣雅云鳶尾烏蘣射干也荀子勸學篇云西方有木焉名曰射干莖長四寸范子計然云射干根如□□□安定

蛇合原注云合是含字味苦微寒主驚癇寒熱邪氣除熱金創疽痔鼠瘻惡創頭瘍一名蛇銜生山谷

名醫曰生益州八月采陰乾

案本草圖經云或云是雀瓢即是蘿摩之別名據陸璣云芄蘭一名蘿摩幽州謂之雀瓢則即爾雅雚芄蘭也唐本草別出蘿摩條非又見女青

恒山舊作常山御覽作恒山是味苦寒主傷寒寒熱熱發

溫瘧鬼毒胷中痰結吐逆一名元草生川谷

吳普曰恆山一名漆葉神農岐伯苦李氏大寒桐君辛有毒二月八月采

名醫曰生益州及漢中八月采根陰乾

案後漢書華陀傳云陀授以漆葉青黏散漆葉屑一斗青黏十四兩以是爲率言久服去三蟲利五藏輕體使人頭不白

蜀漆味辛平主瘧及欬逆寒熱腹中癥堅痞結積聚邪氣蠱毒鬼注舊作疰御覽作蛀生川谷

吳普曰蜀漆葉一名恆山神農岐伯雷公

辛有毒黃帝辛一經酸如漆葉藍菁相似

五月采御覽

名醫曰生江林山及蜀漢中常山苗也五

月采葉陰乾

案廣雅云恒山蜀漆也范子計然云蜀漆出蜀郡

甘遂味苦寒主大腹疝瘕腹滿面目浮腫留

飲宿食破癥堅積聚利水穀道一名主田生

川谷

吳普曰甘遂一名主田一名日澤一名重

澤一名鬼醜一名陵藁一名甘藁一名苦澤神農桐君苦有毒岐伯雷公有毒須二月八月采御覽名醫曰一名甘藁一名陵藁一名陵澤一名重澤生中山二月采根陰乾

案廣雅云陵澤甘遂也范子計然云甘遂出三輔

白斂味苦平主癰腫疽創散結氣止痛除熱目中赤小兒驚癇溫瘧女子陰中腫痛一名兔核一名白草生山谷

名醫曰一名白根一名昆侖生衡山二月

八月采根暴乾

案說文云蘞白蘞也或作蘞毛詩云蘞蔓于野陸璣疏云蘞似栝樓葉盛而細其子正黑如燕薁不可食也幽人謂之烏服其莖葉鬻以哺牛除熱爾雅云萰菟荄郭璞云未詳據玉篇云萰白蘞也經云一名菟核核與荄聲相近即此矣

青葙子味苦微寒主邪氣皮膚中熱風搔身痒殺三蟲子名草決明療脣口青一名草蒿

名萋蒿生平谷

名醫曰生道傍三月三日采莖葉陰乾五

月六日采子

案魏略云初平中有青牛先生常服青葙子葙當作箱字

雚菌味鹹平主心痛溫中去長蟲白瘲蟯蟲蛇螫毒癥瘕諸蟲一名雚蘆生池澤

名醫曰生東海及渤海章武八月采陰乾

案爾雅云薀灌茵芝文選注引作菌聲類云薀灌茵芝也疑即此灌菌或一名薀一名芝未敢定之

白及味苦平御覽作辛主癰腫惡創敗疽傷陰死肌胃中邪氣賊風鬼擊痱緩不收一名甘根

一名連及草生川谷

吳普曰神農苦黃帝辛李氏大寒雷公辛無毒莖葉似生薑藜蘆十月華直上紫赤根白連二月八月九月采按御覽白及一名白根

名醫曰生北山及冤句及越山

案隋羊公服黃精法云黃精一名白及亦爲黃精別名今名醫別出黃精條

大戟味苦寒主蠱毒十二水腫滿急痛積聚中風皮膚疼痛吐逆一名邛鉅案此無生川澤三字者古或與澤漆爲一條

名醫曰生常山十二月采根陰乾

案爾雅云蕎邛鉅郭璞云今藥草大戟也淮南子繆稱訓云大戟去水

澤漆味苦微寒主皮膚熱大腹水氣四肢面目浮腫丈夫陰氣不足生川澤

名醫曰一名漆莖大戟苗也生太山三月三日七月七日采莖葉陰乾

案廣雅云桼莖澤漆也

茵芋味苦溫主五藏邪氣心腹寒熱羸瘦如瘧狀發作有時諸關節風濕痹痛生川谷

吳普曰茵芋一名卑共微溫有毒狀如莽草而細軟御覽

名醫曰一名莞草一名卑共生太山三月三日采葉陰乾

貫衆味苦微寒主腹中邪熱氣諸毒殺三蟲一名貫節一名貫渠一名百頭御覽作白一名虎卷一名扁符生山谷

吳普曰貫衆一名貫來一名貫中一名渠母一名貫鍾一名白芹一名藥藻一名扁

符一名黃鍾神農岐伯苦有毒桐君扁鵲苦一經甘有毒黃帝鹹酸微苦無毒葉青兩兩相對莖黑毛聚生冬夏不老四月花八月實黑聚相連卷旁行生三月八月采根五月采藥御覽

名醫曰一名伯萍一名藥藻此謂草鴟頭生元山及寃句少室山二月八月采根陰乾

案說文云芇草也廣雅云貫節貫衆也爾雅云濼貫衆郭璞云葉圓銳莖毛黑布地

冬夏不死一名貫渠又上云扁符止郭璞云未詳据經云名篇符即此也爾雅當云篇符止濼貫衆

蕘花味苦平寒主傷寒溫瘧下十二水破積聚大堅癥瘕蕩滌腸胃中留癖飲食寒熱邪氣利水道生川谷按證類本草平作辛是黑字

名醫曰生咸陽及河南中牟六月采花陰乾

牙子味苦寒主邪氣熱氣疥搔惡瘍創痔去白蝕一名狼牙生川谷

吳普曰狼牙一名支蘭一名狼齒一名犬牙一名抱牙神農黄帝苦有毒桐君鹹岐伯雷公扁鵲苦無毒或生冤句葉青根黄赤六月七月華八月實黑正月八月采根

御覽

名醫曰一名狼齒一名狼子一名犬牙生淮南及冤句八月采根暴乾

案范子計然云狼牙出三輔色白者善

羊躑躅味辛溫主賊風在皮膚中淫淫痛溫

瘧惡毒諸痹生川谷

吳普曰羊躑躅花神農雷公辛有毒生淮南治賊風惡毒諸邪氣御覽

名醫曰一名玉支生太行山及淮南山三月采花陰乾

案廣雅云羊躑躅英光也古今注云羊躑躅花黃羊食之則死羊見之則躑躅分散故名羊躑躅陶宏景云花苗似鹿葱

商陸味辛平主水張疝瘕痹熨除癰腫殺鬼精物一名募根一名夜呼生川谷

名醫曰如人形者有神生咸陽

案說文薚草枝枝相值葉葉相當廣雅云常蓼馬尾蔏陸也爾雅云蓫薚馬尾郭璞云今關西亦呼爲薚江東爲當陸周易夬云莧陸夬夬鄭元云莧陸商陸也蓋薚即薚俗字商即薚假音

羊蹄味苦寒主頭禿疥搔除熱女子陰蝕御覽此四字作無字一名東方宿一名連蟲陸一名鬼目生川澤

名醫曰一名蓄生陳留

案說文云蓳草也讀若釐藋釐草也芨堇草也廣雅云堇羊蹄也毛詩云言采其蓫

簑云蓫牛蘈也陸德明云本又作蓄陸璣云今人謂之羊蹄陶宏景云今人呼禿菜即是蓄音之譌詩云言采其蓄案陸英疑即此草之花此草一名連蟲陸又陸英即蒴藋一名堇也亦苦寒

扁蓄味辛平主浸淫疥搔疽痔殺三蟲御覽引云一名篇竹大觀本無文生山谷按藝類本草辛作苦

吳普曰萹蓄一名蓄辯一名萹蔓御覽

名醫曰生東萊五月采陰乾

案說文云萹萹茿也茿萹茿也薄水萹茿讀若督爾雅云竹萹蓄郭璞云似小藜赤莖節好生道旁可食又殺蟲毛詩云綠竹猗猗傳云竹萹竹也韓詩薄云薄萹茿也

石經

同

狼毒味辛平主欬逆上氣破積聚飲食寒熱水氣惡創鼠瘻疽蝕鬼精蠱毒殺飛鳥走獸一名續毒生山谷

名醫曰生秦亭及奉高二月八月采根陰乾

案廣雅云狼毒也疑上脫續毒二字中山經云大騩之山有草焉其狀如蓍而毛青華而白實其名曰𦳣服之不夭可以爲腹病

白頭翁味苦溫主溫瘧狂易寒熱癥瘕積聚

癭氣逐血止痛療金瘡一名野丈人一名胡王使者生山谷

吳普曰白頭翁一名野丈人一名奈何草神農扁鵲苦無毒生嵩山川谷破氣狂寒熱止痛御覽

名醫曰一名奈河草生高山及田野四月采

案陶宏景云近根處有白茸狀似人白頭故以爲名

鬼臼味辛溫主殺蠱毒鬼注精物辟惡氣不

祥逐邪解百毒一名爵犀一名馬目毒公一名九臼生山谷

吳普曰一名九臼一名天臼一名雀犀一名馬目公一名解毒生九眞山谷及寃句二月八月采根御覽

名醫曰一名天臼一名解毒生九眞及寃句二月八月采根

羊桃味苦寒主熛熱身暴赤色風水積聚惡瘍除小兒熱一名鬼桃一名羊腸生川谷

名醫曰一名萇楚一名御弋一名銚弋生山林及田野二月采陰乾

案說文云萇萇楚銚弋一名羊桃廣雅云鬼桃銚弋羊桃也中山經云豐山多羊桃狀如桃而方莖可以爲皮張爾雅云長楚銚芅郭璞云今羊桃也或曰鬼桃葉似桃華白子如小麥亦似桃毛詩云隰有萇楚傳云萇楚銚弋也陸璣云今羊桃是也葉長而狹華紫赤色其枝莖弱過一尺引蔓於草上今人以爲汲灌重而善沒不如楊柳也近下根刀切其皮著熱灰中脫之可韜筆管

女青味辛平主蠱毒逐邪惡氣殺鬼溫瘧辟不祥一名雀瓢御覽作翾

吳普曰女青一名霍由祗神農黃帝辛御覽

名醫曰蛇銜根也生朱崖八月采陰乾

案廣雅云女青烏葛也爾雅云雚芄蘭郭璞云雚芄蔓生斷之有白汁可啖毛詩云芄蘭之支傳云芄蘭草也陸璣云一名蘿摩幽州人謂之雀瓢別錄云雀瓢白汁主蟲蛇毒卽女青苗汁也唐本草出蘿摩條非

連翹味苦平主寒熱鼠瘻瘰癧癰腫惡創癭瘤結熱蠱毒一名異翹一名蘭華一名軹一名三廉生山谷

名醫曰一名折根生太山八月采陰乾

案爾雅云連異翹郭璞云一名連苕又名連本草云

蘭茹御覽作味辛寒主蝕惡肉敗創死肌殺閭是

疥蟲排膿惡血除大風熱氣善忘不樂生川

谷按證類本草作藺茹下注云音閭

吳普曰閭茹一名離樓一名屈居神農辛

岐伯酸鹹有毒李氏大寒二月采葉員黃

高四五尺葉四四相當四月華黃五月實

黑根黃有汁亦同黃三月五月采根黑頭

者良御覽

名醫曰一名屈据一名離婁生代郡五月采陰乾

案廣雅云屈居蘆茹也范子計然云閭茹出武都黃色者善

烏韭味甘寒主皮膚往來寒熱利小腸旁光氣生山谷石上

案廣雅云昔邪烏韭也在屋曰昔邪在牆曰垣衣西山經云草荔狀如烏韭唐本注云卽石衣也亦名石苔又名石髮按廣雅又云石髮石衣也未知是一否

鹿藿味苦平主蠱毒女子要腹痛不樂腸癰瘰癧瘍氣生山谷

名醫曰生汝山

案說文云蔍鹿藿也讀若剽廣雅云蔍鹿藿也爾雅云蔨鹿藿其實莥郭璞云今鹿豆也葉似大豆根黄而香蔓延生

蚤休味苦微寒主驚癇搖頭弄舌熱氣在腹中癲疾癰創陰蝕下三蟲去蛇毒一名蚩休生川谷

名醫曰生山陽及冤句

案鄭樵云蚤休曰螫休曰重樓金線曰重臺曰草甘遂今人謂之紫河車服食家所用而莖葉亦可愛多植庭院間

石長生味鹹微寒主寒熱惡創火熱辟鬼氣不祥御覽作辟惡氣不祥鬼毒一名丹草御覽引云丹沙草生山谷

吳普曰石長生神農苦雷公辛一經甘生咸陽御覽

名醫曰生咸陽

陸英味苦寒主骨間諸痹四肢拘攣疼酸厀寒痛陰痿短氣不足腳腫生川谷

名醫曰生熊耳及冤句立秋采又曰蒴藋

味酸溫有毒一名堇今本誤作堇一名芨生田野春夏采葉秋冬采莖根

案說文云堇草也讀若釐芨堇讀也讀若急蘿藋草也廣雅云蒛盆陸英苺也爾雅云芨堇草唐本注陸英云此物蒴藋是也後人不識浪出蒴藋條今注云陸英味苦寒無毒蒴藋味酸溫有毒旣此不同難謂一種蓋其類爾

藎草味苦平主久欬上氣喘逆久寒驚悸痂疥白秃瘍氣殺皮膚小蟲生川谷

吳普曰王芻一名黃草神農雷公口生太山山谷治身熱邪氣小兒身熱氣御覽

名醫曰可以染黃作金色生青衣九月十月采

案說文云藎草也菉王芻也爾雅云菉王芻郭璞云菉蓐也今呼鴟腳莎毛詩云綠竹猗猗傳云菉王芻也唐本注云藎草俗名菉蓐草爾雅所謂王芻

牛扁味苦微寒主身皮創熱氣可作浴湯殺牛蝨小蟲又療牛病生川谷

名醫曰生桂陽

案陶宏景云太常貯名扁特或名扁毒

夏枯草味苦辛寒主寒熱瘰癧鼠瘻頭創破

癥散癭結氣腳腫溼痹輕身一名夕句一名乃東生川谷

名醫曰一名燕面生蜀郡四月采

芫華味辛溫主欬逆上氣喉鳴喘咽腫短氣蠱毒鬼瘧疝瘕癰腫殺蟲魚一名去水生川谷舊在木部非

吳普曰芫華一名去水一名敗華一名兒草根一名黃大戟神農黃帝有毒扁鵲岐伯苦李氏大寒二月生葉青加厚則黑華

有紫赤白者三月實落盡葉乃生三月五月采華芫花根一名赤芫根神農雷公苦有毒生邯鄲九月八月采陰乾久服令人洩可用毒魚御覽亦見圖經節文

名醫曰一名毒魚一名杜芫其根名蜀桼可用毒魚生淮源三月三日采花陰乾

案說文云芫魚毒也爾雅云杬魚毒郭璞云杬大木子似栗生南方皮厚汁赤中藏卵果范子計然云芫華出三輔史記倉公傳臨菑女子病蟯瘕飲以芫花一撮出蟯可數升病已顏師古注急就篇云郭景純說誤耳其生南方用藏卵果自別一杬木

乃左思所云緜杬杶櫨者耳非毒魚之杬

右草下品四十九種舊四十八種攷木部芫華宜入此

巴豆味辛溫主傷寒溫瘧寒熱破癥瘕結聚堅積留飲淡癖大腹水張蕩練五藏六府開通閉塞利水穀道去惡肉除鬼毒蠱注邪物御覽作鬼毒邪注殺蟲魚一名巴叔舊作椒御覽作菽生川谷

吳普曰巴豆一名巴菽神農岐伯桐君辛

有毒黄帝甘有毒李氏主溫熱寒葉如大豆八月采御覽

名醫曰生巴郡八月采陰乾用之去心皮

案廣雅云巴尗巴豆也列僊傳云元俗餌巴豆淮南子說林訓云魚食巴菽而死人食之而肥

蜀椒味辛溫主邪氣欬逆溫中逐骨節皮膚死肌寒溼痹痛下氣久服之頭不白輕身增年生川谷

名醫曰一名巴椒一名蓎藙生武都及巴

郡八月采實陰乾

案范子計然云蜀椒出武都赤色者善陸璣云蜀人作茶又見秦椒即爾雅茮陶宏景云俗呼爲樛

皁莢味辛鹹溫主風痹死肌邪氣風頭淚出利九竅殺精物生川谷

名醫曰生雍州及魯鄒縣如豬牙者良九月十月采陰乾

案說文云莢草實范子計然云皁莢出三輔上價一枚一錢廣志曰雞栖子皁莢也[illegible]皁即草省文

柳華味苦寒主風水黄疸面熱黑一名柳絮
葉主馬疥痂創實主潰癰逐膿血子汁療渴
生川澤
名醫曰生瑯邪
案說文云柳小楊也檉河柳也楊木也爾雅檉河柳郭璞云今河旁赤莖小楊又旄澤柳郭璞云生澤中者又楊蒲柳郭璞云可以爲箭左傳所謂董澤之蒲毛詩云無折我樹杞傳云杞木名也陸璣云杞柳屬也
楝實味苦寒主溫疾傷寒太熱煩狂殺三蟲
疥瘍利小便水道生山谷

名醫曰生荆山

案說文云楝木也中山經云其實如楝郭璞云楝木名子如指頭白而黏可以浣衣也淮南子時則訓云七月其樹楝高誘云楝實鳳皇所食今雒城旁有楝樹實秋熟

郁李仁味酸平主大腹水腫面目四肢浮腫利小便水道根主齒齗腫齲齒堅齒一名爵李生川谷

吳普曰郁李一名雀李一名車下李一名棣御覽

名醫曰一名車下李一名棣生高山及邱

陵上五月六月采根

案說文云棣白棣也廣雅云山李雀其鬱也爾雅云常棣棣郭璞云今關西有棣樹子如櫻桃可食毛詩云六月食鬱傳云鬱棣屬劉稹毛詩義問云其樹高五六尺其實大如李正赤食之甜又詩云常棣之華傳云常棣棣也陸璣云奧李一名雀李一曰車下李所在山中皆有其花或白或赤六月中熟大子如李子可食沈括補筆談云晉宮閣銘曰華林園中有車下李三百一十四株薁李一株

莽草味辛溫主風頭癰腫乳癰疝瘕除結氣疥搔御覽有疽瘑二字蟲魚生山谷

吳普曰莽草一名春草神農辛雷公桐君

苦有毒生上谷山谷中或寃句五月采治風（御覽）

名醫曰一名蕁一名春草生上谷及寃句五月采葉陰乾

案中山經云朝歌之山有草焉名曰莽草可以毒魚又葌山有木焉其狀如棠而赤葉可以毒魚爾雅云蕁春草郭璞云一名芒草本草云周禮云翦氏掌除蠹物以莽草薰之范子計然云莽草出三輔者善陶宏景云字亦作菵

雷丸（御覽作雷公丸）味苦寒主殺三蟲逐毒氣胃中熱利丈夫不利女子作摩膏除小兒百病（御覽）

引云一名雷矢生山谷
大觀本作黑字
吳普曰雷丸神農苦黃帝岐伯桐君甘有毒扁鵲甘無毒李氏大寒御覽引云一名雷實或生漢中
八月采
名醫曰一名雷矢一名雷實生石城及漢中土中八月采根暴乾
案范子計然云雷矢出漢中色白者善
桐葉味苦寒主惡蝕創著陰皮主五痔殺三蟲華主傅豬創飼豬肥大三倍生山谷

名醫曰生桐柏山

案說文云桐榮也梧梧桐木一名櫬爾雅云櫬梧郭璞云今梧桐又榮桐木郭璞云即梧桐毛詩云梧桐生矣傳云梧桐柔木也

梓白皮味苦寒主熱去三蟲葉擣傳豬創飼豬肥大三倍生山谷

名醫曰生河內

案說文云梓楸也或作梓椅梓也楸梓也檟楸也爾雅云槐小葉曰榎郭璞云俍槐爲楸楸細葉者爲榎又大而皵楸郭璞云老乃皮粗皵者爲楸又椅梓郭璞云即楸毛詩云椅桐梓漆傳云椅梓屬陸璣云梓者楸之疏理白色而生子者曰梓梓實桐

皮曰倚

石南味辛苦主養腎氣內傷陰衰利筋骨皮毛寶殺蠱毒破積聚逐風痹一名鬼目生山谷

名醫曰生華陰二月四月采實陰乾

黃環味苦平主蠱毒鬼注鬼魅邪氣在藏中除欬逆寒熱一名凌泉一名大就生山谷

吳普曰蜀黃環一名生芻一名根韭神農黃帝岐伯桐君扁鵲辛一經味苦有毒二

月生初出正赤高二尺葉黃員端大莖葉有汁黃白五月實員三月采根根黃從理如車輻解治蠱毒御覽

名醫曰生蜀郡三月采根陰乾

案蜀都賦有黃環劉逵云黃環出蜀郡沈括補筆談云黃鐶即今朱藤也天下皆有葉如槐其花穗懸紫色如葛花可作菜食火不熟亦有小毒京師人家園圃中作大架種之謂之紫藤花者是也

溲疏味辛寒主身皮膚中熱除邪氣止遺溺可作浴湯生山谷及田野故邱虛也

名醫曰一名巨骨生熊耳山四月采

案李當之云溲疏一名楊櫨一名牡荊一名空疏皮白中空時時有節子似枸杞子冬日熟色赤味甘苦

鼠李主寒熱瘰癧創生田野

吳普曰鼠李一名牛李御覽

名醫曰一名牛李一名鼠梓一名椑采無時

案說文云楰鼠梓木爾雅云楰鼠梓郭璞云楸屬也今江東有虎梓毛詩云北山有楰傳云楰鼠梓据名醫名鼠梓未知是此否唐本注云一名趙李一名皁李一名烏

槎

藥實根味辛溫主邪氣諸痺疼酸續絕傷補骨髓一名連木生山谷 按證類本草辛作黑字

名醫曰生蜀郡采無時

案廣雅云貝父藥實也

欒華味苦寒主目痛淚出傷眥消目腫生川谷

名醫曰生漢中五月采

案說文云欒木似欄山海經云雲雨之山有木名欒黃木赤枝青葉羣帝焉取藥白

虎通云諸侯墓樹柏大夫欒士槐沈括補筆談云欒有一種樹生其實可作數珠者謂之木欒本草欒花是也

蔓椒味苦溫主風寒溼痹癧節疼除四肢厥氣膝痛一名家椒生川谷及邱冢閒

名醫曰一名豬椒一名彘椒一名狗椒生雲中采莖根煮釀酒

案陶宏景云俗呼為樛似椒欓小不香爾一名豨椒可以蒸病出汗也

右木下品一十七種舊十八種今移芫華入草

豚卵味苦溫主驚癇癲疾鬼注蠱毒除寒熱賁豚五癃邪氣攣縮一名豚顛懸蹄主五痔伏熱在腸腸癰内蝕

案說文云豚小豕也从彖省象形从又持肉以給祭祀篆文作豚方言云豬其子或謂之豚或謂之貕吳楊之閒謂之豬子

麋脂味辛溫主癰腫惡創死肌寒風溼痺四肢拘緩不收風頭腫氣通湊理一名官脂生山谷

名醫曰生南山及淮海邊十月取

案說文云麋鹿屬冬至解其角漢書云蜀

向以爲麋之爲言迷也蓋牝獸之淫者也

鼺鼠主墮胎令人產易生平谷

名醫曰生山都

案說文云鸓鼠形飛走且乳之鳥也籀文

作鼺廣雅云鷝鴨飛鸓也陶宏景云是鼺

鼠一名飛生見爾雅云

鼯鼠夷由也舊作鸓非

六畜毛蹄甲味鹹平主鬼注蠱毒寒熱驚癎

癲痓狂走駱駝毛尤良

案陶宏景云六畜謂馬牛羊

羊豬狗雞也蹄即蹢省文

右獸下品四種舊同

蝦蟇味辛寒主邪氣破癥堅血癰腫陰創服之不患熱病生池澤

名醫曰一名蟾蜍一名䱱一名去甫一名苦蠪生江湖五月五日取陰乾東行者良

案說文云蝦蝦蟇也蟆蝦蟆也鼀蝦蟆也鼀圥鼀詹諸也其鳴詹諸其皮鼀鼀其行圥圥或作䵴䵴詹諸也夏小正傳云蜮也者長股也或曰屈造之屬也詩曰得此䵴䵴言其行䵴䵴䵴鼀詹諸以脰鳴者廣雅云蛟苦蠪胡鼀蝦蟆也爾雅云䵴䵴蟾諸郭璞云似蝦蟆居陸地淮南謂之去蚥又蟼蟆郭璞云蛙類周禮云蟈氏鄭司農云蟈讀爲蜮蜮蝦蟇也元謂蟈今御食蛙也月令云仲夏之月反舌無聲蔡邕

云今謂之蝦蟇薛君韓詩注云戚施蟾蜍高誘注淮南子云蟾蠩蟼也又蝈蝦蟇也又蟾蜍蝦蟇又鼓造一曰蝦蟇抱樸子內篇云或問魏武帝曾收左元放而桎梏之而得自然解脫以何法乎抱樸子曰以自解去父血

馬刀味辛微寒御覽有補中二字大觀本黑字主漏下赤白寒熱破石淋殺禽獸賊鼠生池澤

吳普曰馬刀一名齊蛤神農岐伯桐君鹹有毒扁鵲小寒大毒生池澤江海采無時也御覽

名醫曰一名馬蛤生江湖及東海采無時

案范子計然云馬刀出河東藝文類聚引本經云文蛤表有文又曰馬刀一曰名蛤則豈古本與文蛤爲一邪

蛇蛻味鹹平主小兒百二十種驚癇瘈瘲癲疾寒熱腸痔蟲毒蛇癇火熬之良一名龍子衣一名蛇符一名龍子單衣一名弓皮生川谷及田野

吳普曰蛇蛻一名龍子單衣一名弓皮一名虵附一名虵筋一名龍皮一名龍單衣御覽

名醫曰一名龍子皮生荆州五月五日十五日取之良

案說文云它蟲也从虫而長象冤曲巫尾形或作蛇蛻蛇蟬所解皮也廣雅云蝮蛸蛻也中山經云來山多空奪郭璞云即蛇皮脫也

丘蚓味鹹寒主蛇瘕去三蟲伏尸鬼注蠱毒殺長蟲仍自化作水生平土

吳普曰蚯蚓一名白頸螳螾一名附引御覽

名醫曰一名土龍二月取陰乾

案說文云螾側行者或作蚓螼螾也廣雅云蚯蚓蜿蟺引無也爾雅云螼蚓豎蠶郭

璞云即蛩蠷也江東呼寒蚓舊作蚯非吕氏春秋淮南子邱蚓出不从虫又說山訓云螾無筋骨之強高誘注螾一名蜷端也舊又有白頸二字据吳普古本當無也

蠮螉味辛平主久聾欬逆毒氣出刺出汗生川谷

名醫曰一名土蜂生熊耳及牂柯或人屋閒

案說文云蠮螉蠃蒲盧細要土蜂也或作蜾蠃蜾蠃也廣雅云土蜂蠮螉也爾雅土蜂毛詩云螟蛉有子蜾蠃負之傳云蜾蠃蒲盧也禮記云夫政也者蒲盧也鄭云蒲盧果蠃謂土蜂也方言云蠭其小者謂之蠮螉或謂之蚴蛻說文無蠮字或當爲醫

吳蚣味辛溫主鬼注蠱毒噉諸蛇蟲魚毒殺鬼物老精溫瘧去三蟲御覽引云一名至掌大觀本在水蛭下生川谷

名醫曰生大吳江南赤頭足者良

案廣雅云蝍蛆吳公也

水蛭味鹹平主逐惡血瘀血月閉御覽作水閉破血瘕積聚無子利水道生池澤

名醫曰一名蚑一名至掌生雷澤五月六月采暴乾

案說文云蛭蟣也蟥蛭蟥至掌也爾雅云蛭蟣郭璞云今江東呼水中蛭蟲入人肉者爲蟣又蛭蟥至掌郭璞云未詳据名醫卽蛭也

班苗味辛寒主寒熱鬼注蠱毒鼠瘻惡創疽蝕死肌破石癃一名龍尾生川谷

吳普曰斑猫一名斑蚝一名龍蚝一名斑苗一名腃髮一名盤蛩一名晏青神農辛岐伯鹹桐君有毒扁鵲甘有大毒生河內川谷或生木石

名醫曰生河東八月陰取乾

案說文云蝥盤蝥毒蟲也廣雅云螌蝥晏青也名醫別出芫青條非芫晏音相近也

舊作猫俗字據吳氏云一名班苗是也

貝子味鹹平主目翳鬼注蠱毒腹痛下血五癃利水道燒用之良生池澤

名醫曰一名貝齒生東海

案說文云貝海介蟲也居陸名猋在水名蜬象形爾雅云貝小者鰿郭璞云今細貝亦有紫色出日南又蟦小而橢郭璞云卽上小貝

石蠶味鹹寒主五癃破石淋墮胎肉解結氣利水道除熱一名沙蝨生池澤

吳普曰石蠶亦名沙蝨神農雷公酸無毒生漢中治五淋破隨內結氣利水道除熱御覽

名醫曰生江漢

案廣雅云沙蝨蝯蠟也淮南萬畢術云沙蝨一名蓬活一名地脾御覽蟲豸部引李當之云類蟲形如老蠶生附石廣志云皆蝨蝨色赤大過蟣在水中入人皮中殺人與李似不同

雀甕味甘平主小兒驚癇寒熱結氣蠱毒鬼疰一名躁舍

名醫曰生漢中采蒸之生樹枝間蛅蟴房也八月取

案說文云蛅斯墨也爾雅云蟔蛅蟴郭璞云載屬也今青州人呼載爲蛅蟴案本經名爲雀甕者甕與蠮音相近以其如雀子又如蘭蝨之蠮因呼之

蜣蜋味鹹寒主小兒驚癇瘈瘲腹張寒熱大人癲疾狂易一名蛣蜣火熬之良生池澤

名醫曰生長沙五月五日取蒸藏之

案說文云蜋渠蜋一曰天杜廣雅云天牡蜣蜋也爾雅云蛣蜣蜣蜋郭璞云黑甲蟲噉糞土玉篇蜣蜋同說文無蜣字渠蜋即蛣蜣音之緩急

螻蛄味鹹寒主產難出肉中刺御覽作刺在肉中潰癰腫下哽噎御覽作咽解毒除惡創一名蟪蛄御覽作蟵蛄一名天螻一名螜夜出者良生平澤

名醫曰生東城夏至取暴乾

案說文云蠹螻蛄也螻螻蛄也蛄螻蛄也廣雅云炙鼠津姑螻蜮蟓蛉蛞螻螻蛄也夏小正云三月螜則鳴螜天螻也爾雅云螜天螻郭璞云螻蛄也淮南子時則訓云孟夏之月螻蟈鳴高誘云螻螻蛄也方言云蛄詣謂之杜格螻螲謂之螻蛄或謂之蟓蛉南楚謂之杜狗或謂之蛞螻陸璣詩疏云本草又謂螻蛄爲石鼠今無文

馬陸味辛溫主腹中大堅癥破積聚息肉惡

瘡白禿一名百足生川谷

吳普曰馬蚿一名馬軸御覽

名醫曰一名馬軸生元菟

案說文云蠲馬蠲也从虫皿益聲勹象形明堂月令曰腐草為蠲廣雅云蛆蟝馬蝬馬蚿也又馬踐蠽蛆也爾雅云蛝馬踐郭璞云馬蠲勻俗呼馬蝬淮南子時則訓云季夏之月腐草化為蚈高誘云蚈馬蚿也幽冀謂之秦渠又氾論訓云蚈足衆而走不若蛇又兵略訓云若蚈之足高誘云蚈馬蠸也方言云馬蚿北燕謂之蛆渠其大者謂之馬蚰博物志云馬蚿一名百足中斷成兩段各行而去

地膽味辛寒主鬼注寒熱鼠瘻惡創死肌破

癥瘕墮胎一名蚖青生川谷

吳普曰地膽一名元青一名杜龍一名青虹御覽

名醫曰一名青蛙生汶山八月取

案廣雅云地膽虵要青蓋青蠵也陶宏景云狀如大馬蟻有翼僞者即斑猫所化狀如大豆

鼠婦味酸溫主氣癃不得小便婦人月閉血瘕癇痓寒熱利水道一名負蟠一名蛜威生平谷

名醫曰一名蛜蝛生魏郡及人家地上五月五日取案說文云蛜蛜威委黍委黍鼠婦也蟠鼠負也爾雅云蟠鼠負郭璞云瓮器底蟲又蛜威委黍郭璞云舊說鼠婦別名毛詩云伊威在室傳云伊威委黍也陸璣云在壁根下甕底中生似白魚

熒火味辛微溫主明目小兒火創傷熱氣蟲毒鬼注通神一名夜光御覽引云一名熠燿一名即炤大觀本作黑字生池澤

吳普曰螢火一名夜照一名熠燿一名救

火一名景天一名據火一名挾火（藝文類聚）

名醫曰一名放光一名熠燿一名卽炤生

階地七月七日收陰乾

案說文云粦兵死及牛馬之血爲粦鬼火也从炎舛爾雅云熒火卽炤郭璞云夜飛腹下有火毛詩云熠燿宵行傳云熠燿燐也燐螢火也月令云季夏之月腐草化爲螢鄭元云螢飛蟲螢火也据毛萇以螢爲粦是也說文無螢字當以粦爲之爾雅作熒亦是舊作螢非又按月令腐草爲螢當是蠲字假音

衣魚味鹹溫無毒主婦人疝瘕小便不利（御覽作泄利）小兒中風（御覽作頭風）項強（御覽作彊）背起摩之

名白魚生平澤

吳普曰衣中白魚一名蟫御覽

名醫曰一名蟫生咸陽

案說文云蟫白魚也廣雅云白魚蛃魚也爾雅云蟫白魚郭璞云衣書中蟲一名蛃魚

右蟲魚下品一十八種舊同

桃核仁味苦平主瘀血血閉瘕邪氣殺小蟲

桃花殺注惡鬼令人好顏色桃梟微溫主殺百鬼精物初學記引云梟桃在樹不落殺百鬼桃毛主下血瘕

寒熱積寒無子桃蠹殺鬼邪惡不祥生川谷

名醫曰桃核七月采取仁陰乾花三月三日采陰乾桃梟一名桃奴一名梟景是實著樹不落實中者正月采之桃蠹食桃樹蟲也生太山

案說文云桃果也玉篇云桃毛果也爾雅云桃李醜核郭璞云子中有核仁孫炎云桃李之實類皆有核

杏核仁味甘溫主欬逆上氣雷鳴喉痹下氣產乳金創寒心賁豚生川谷

名醫曰生晉山

案說文云杏果也管子地員篇云五沃之土其木宜杏高誘注淮南子云杏有竅在中

右果下品二種舊同

腐婢味辛平主痎瘧寒熱邪氣洩利陰不起病酒頭痛生漢中

吳普曰小豆花一名腐婢舊作付月誤神農甘毒七月采陰乾四十日治頭痛止渴御覽

名醫曰生漢中即小豆花也七月采陰乾

右米穀下品一種舊同

苦瓠味苦寒主大水面目四肢浮腫下水令人吐生川澤

名醫曰生晉地

案說文云瓠匏也廣雅云匏瓠也爾雅云瓠棲瓣毛詩云匏有苦葉傳云匏謂之瓠又九月斷壺傳云壺瓠也古今注云瓠壺蘆也壺蘆瓠之無柄者瓠有柄者又云瓢瓠也其揔曰匏瓠則别名

水斳味甘平主女子赤沃止血養精保血脈益氣令人肥健嗜食一名水英生池澤

名醫曰生南海

案說文云芹楚葵也近菜類也周禮云菦菹爾雅云芹楚葵郭璞云今水中芹菜字林云琴草生水中根可緣器又云芩菜似蒜生水中

石菜下品二種舊同

彼子味甘溫主腹中邪氣去三蟲蛇螫蠱毒鬼注伏尸生山谷舊在唐本退中

名醫曰生永昌

案陶宏景云方家從來無用此者古今諸醫及藥家子不復識又一名罷子不知其形何類也掌禹錫云樹似杉子如檳榔本經蟲部云彼子蘇注云彼字合從木爾雅

云彼一名棑

三合合三百六十五種法三百六十五度一度應一日以成一歲倍其數合七百三十名也

掌禹錫曰本草例神農本經以朱書名醫別錄以墨書神農藥三百六十五種今此言倍其數合七百三十名是併名醫別錄副品而言也則此下節別錄之文也當作墨書矣蓋傳寫浸久朱墨錯亂之所致耳案禹錫說是也改爲細字

藥有君臣佐使以相宣攝合和宜用一君二臣三佐五使又可一君三臣九佐使也

藥有陰陽配合子母兄弟根莖華實草石骨肉有單行者有相須者有相使者有相畏者有相惡者有相反者有相殺者凡此七情合和視之當用相須相使者良勿用相惡相反者若有毒宜制可用相畏相殺者不爾勿合用也

藥有酸鹹甘苦辛五味又有寒熱溫凉四氣

及有毒無毒陰乾暴乾采造時月生熟土地
所出眞僞陳新並各有法
藥性有宜丸者宜散者宜水煮者宜酒漬者
宜膏煎者亦有一物兼宜者亦有不可入湯
酒者並隨藥性不得違越
欲療病先察其原先候病機五藏未虛六府
未竭血脈未亂精神未散服藥必活若病已
成可得半愈病埶已過命將難全
若用毒藥療病先起如黍粟病去卽止不去

倍之不去十之取去爲度

療寒以熱藥療熱以寒藥飲食不消以吐下

藥鬼注蠱毒以毒藥癰腫創瘤以創藥風溼

以風溼藥各隨其所宜

病在胷膈以上者先食後服藥病在心腹以

下者先服藥而後食病在四肢血脈者宜空

腹而在旦病在骨髓者宜飽滿而在夜

夫大病之主有中風傷寒寒熱溫瘧中惡霍

亂大腹水腫腸澼下利大小便不通賁豘上

氣欬逆嘔吐黄疸消渴畱飲癖食堅積癥瘕驚邪癲癇鬼注喉痺齒痛耳聾目盲金創踒折癰腫惡創痔瘻癭瘤男子五勞七傷虛乏羸瘦女子帶下崩中血閉陰蝕蟲蛇蠱毒所傷此大畧宗兆其閒變動枝葉各宜依端緒以取之

右序例白字

本草經佚文

上藥令人身安命延昇天神仙遨遊上下役

使萬靈體生毛羽行廚立至（抱朴子內篇引神農經据太平御覽校）

中藥養性下藥除病能令毒蟲不加猛獸不犯惡氣不行衆妖併辟（抱朴子內篇引神農經）

太一子曰凡藥上者養命中者養性下者養病（藝文類聚引本草經）

太一子曰凡藥上者養命中藥養性下藥養病神農乃作赭鞭鉤鍘（尺制切）從六陰陽與太乙外（巡字）五岳四瀆土地所生草石骨肉心灰

皮毛羽萬千類皆鞭問之得其所能治主當

其五味一日二字舊誤作百七十毒太平御覽引本草經

神農稽首再拜問於太乙子曰曾聞之時壽

過百歲而徂落之咎獨何氣使然也太乙子

曰天有九門中道最良神農乃從其嘗藥以

拯救人命太平御覽引神農本草

案此諸條與今本經卷上文畧相似諸書

所引較本經文多又云是太一子說今無

者疑後節之其云赭鞭鉤鋤當是萯薢侯

製之假音鞭問之即辨問之無怪說也

藥物有大毒不可入口鼻耳目者即殺人一

曰鉤吻盧氏曰陰地黃精不相連根苗獨生者是也二曰鴟狀如雌雞生山中三曰陰命赤色著木縣其子生海中四曰內童狀如鵝亦生海中五曰鴆羽如雀墨頭赤喙六曰蟜蜥生海中雄曰蜥雌曰蟜也博物志引神農經

藥種有五物一曰狼毒占斯解之二曰巴頭藋汁解之三曰黎盧湯解之四曰天雄烏頭大豆解之五曰班茅戎鹽解之毒菜害小兒乳汁解先食飲二升博物志引神農經

五芝及餌丹砂玉札曾青雄黃雌黃雲母太

乙禹餘糧各可單服之皆令人飛行長生抱樸子內篇引神農四經

春夏爲陽秋冬爲陰文選注引神農本草

春爲陽陽溫生萬物同上

黃精與朮餌之卻粒或遇凶年可以絕粒謂之米脯太平御覽引抱樸子神農經

五味養精神強魂魄五石養髓肌肉肥澤諸藥其味酸者補肝養心除腎病其味苦者補心養脾除肝病其味甘者補肺養脾除心病

其味辛者補肺養腎除脾病其味鹹者補肺除肝病故五味應五行四體應四時夫人性生于四時然后命于五行以一補身不死命神以母養子長生延年以子守母除病究年太平御覽引養生要畧神農經

案此諸條當是玉石草木三品前總論而後人節去

附吳氏本草十二條

龍眼一名益智一名比目齊民要術

鼠尾一名勱一名山陵翹治痢也太平御覽

蒲陰實生平谷或圃中延蔓如瓜葉實如桃七月采止渴延年太平御覽

千歲垣中膚皮得薑赤石脂共治太平御覽

小華一名結草太平御覽

木瓜生夷陵太平御覽

穀樹皮治喉閉一名楮太平御覽

櫻桃味甘主調中益氣令人好顏色美志氣一名朱桃一名麥英也藝文類聚

李核治仆僵花令人好顏色太平御覽

大麥一名穬麥五穀之盛無毒治消渴除熱益氣食密為使麥種一名小麥無毒治利而不中口太平御覽

鼓益人氣太平御覽

暉日一名鴆羽太平御覽

附諸藥制使

唐慎微曰神農本經相使正各一種兼以藥對參之乃有兩三

玉石上部

玉泉畏款冬花
玉屑惡鹿角
丹砂惡磁石畏鹹水
曾青畏菟絲子
石膽水英爲使畏牡桂菌桂芫花辛夷白
鍾乳蛇牀子爲使惡牡丹牡蒙元石牡蒙畏
紫石英蘘草
雲母澤瀉爲使畏鮀甲及流水
消石口爲使惡苦參苦菜畏女菀

朴消畏麥句薑

芒消石葦爲使惡麥句薑

礬石甘草爲使畏母蠣

滑石石葦爲使惡曾青

紫石英長石爲使畏扁青附子不欲鮀甲黃連麥句薑

白石英惡馬目毒公

赤石脂惡大黃畏芫花

黃石脂曾青爲使惡細辛畏蜚蠊

太一餘糧杜仲爲使畏鐵落昌蒲貝母

玉石中部

水銀畏磁石

殷孽惡防已畏木

孔公孽木蘭爲使惡細辛

陽起石桑螵蛸爲使惡澤瀉菌桂雷丸蛇蛻

皮畏菟絲子

石膏雞子爲使惡莽草毒公

凝水石畏地榆解巴豆毒

磁石柴胡爲使畏黃石脂惡牡丹莽草

元石惡松脂柏子仁菌桂

理石滑石爲使惡麻黃

玉石下部

礜石得火良棘鍼爲使惡虎掌毒公鶩屎細辛水

靑琅玕得水銀良畏雞骨殺錫毒

特生礜石得火良畏水

代赭畏天雄

方解石惡巴豆
大鹽漏蘆爲使
草藥上部
六芝薯蕷爲使得髮良惡常山畏扁青茵陳
术防風地榆爲使
天門冬垣衣地黄爲使畏曾青
麥門冬地黄車前爲使惡款冬苦瓠畏苦參
青蘘
女萎蕤主畏鹵鹹

乾地黃得麥門冬清酒良惡貝母畏無荑

菖蒲秦花秦皮爲使惡地膽麻黃

澤瀉畏海蛤文蛤

遠志得茯苓冬葵子龍骨良殺天雄附子毒

畏眞珠蜚廉藜蘆

齊蛤薯預紫芝爲使惡甘遂

石解陸英爲使惡凝水石巴豆畏白殭蠶雷

丸

菊花朮枸杞根桑根白皮爲使

甘草朮乾漆苦參爲使惡遠志反甘遂大戟芫花海藻

人參茯苓爲使惡溲疏反藜蘆

牛膝惡熒火龜陸英畏白

細辛曾青東根爲使惡狼毒山茱萸黄耆畏

滑石消石反藜蘆

獨活蠡石爲使

柴胡半夏爲使惡皁莢畏女苑藜蘆

菴藺子荆子薏苡仁爲使

菥蓂子得荆子細辛良惡乾薑苦參

龍膽貫衆爲使惡防葵地黃

菟絲子得酒良薯蕷松脂爲使惡雚菌

巴戟天覆盆子爲使惡朝生雷丸丹參

蒺藜子烏頭爲使

沙參惡防已反藜蘆

防風惡乾薑藜蘆白斂芫花殺附子毒

絡石杜仲牡丹爲使惡鐵落畏菖蒲貝母

黃連黃芩龍骨理石爲使惡菊花芫花元參

白解皮畏款冬勝烏頭解巴豆毒
丹參畏鹹水反藜蘆
天名精垣衣爲使
決明子蓍實爲使惡大麻子
續斷地黄爲使惡雷丸
芎藭白芷爲使
黄蓍惡龜甲
杜若得辛夷細辛良惡柴胡前胡
蛇牀子惡牡丹巴豆貝母

茜根畏鼠姑

飛廉得烏頭良惡麻黃

薇銜得秦皮良

五味子蓯蓉爲使惡委蕤勝烏頭

草藥中部

當歸惡藺茹畏昌蒲海藻牡蒙

秦艽昌蒲爲使

黃芩山茱萸龍骨爲使惡葱實畏丹砂牡丹

藜蘆

芍藥須丸為使惡石斛芒消畏石鼈甲小薊
反藜蘆
乾薑秦椒為使惡黃連黃芩天鼠屎殺半夏
莨菪毒
藁本畏䕡茹
麻黃厚朴為使惡辛夷石韋
葛根殺野葛巴豆百藥毒
前胡半夏為使惡皁莢畏藜蘆
貝母厚朴白薇為使惡桃花畏秦艽礜石莽

草反烏頭

括樓枸杞爲使惡乾薑畏牛膝乾漆反烏頭

元參惡黃耆乾薑大棗山茱萸反藜蘆

苦參元參爲使惡貝母漏蘆菟絲子反藜蘆

石龍芮大戟爲使畏蛇蜕吳茱萸

萆薢薏苡爲使畏葵根大黃柴胡牡蠣前胡

石韋滑石杏仁爲使得菖蒲良

狗脊萆薢爲使惡敗醬

瞿麥蘘草牡丹爲使惡螵蛸

白芷當歸爲使惡旋復花
紫菀款冬爲使惡天雄瞿麥雷丸遠志畏茵
蔯
白鮮皮惡螵蛸桔梗茯苓萆薢
白薇惡黃耆大黃大戟乾薑乾漆大棗山茱
萸
紫參畏辛夷
淫羊藿薯蕷爲使
款冬花杏仁爲使得紫菀良惡皁莢消石元

參畏貝母辛夷麻黄黄芩黄連黄耆青葙

牡丹畏菟絲子

防已殷孽爲使惡細辛畏萆薢殺雄黄毒

女菀畏鹵鹹

澤蘭防已爲使

地榆得髮良惡麥門冬

海藻反甘草

草藥下部

大黄黄芩爲使

桔梗節皮爲使畏白及反龍膽龍眼

甘遂瓜蒂爲使惡遠志反甘草

葶藶榆皮爲使得酒良惡殭蠶石龍芮

芫花決明爲使反甘草

澤漆小豆爲使惡薯蕷

大戟反甘草

鉤吻半夏爲使惡黄芩

藜蘆黄連爲使反細辛芍藥五參惡大黄

烏頭烏喙莽草爲使反半夏栝樓貝母白斂

白及惡藜蘆
天雄遠志爲使惡腐婢
附子地膽爲使惡蜈蚣畏防風甘草黄耆人
參烏韭大豆
貫衆雚菌爲使
半夏射干爲使惡皁莢畏雄黄生薑乾薑秦
皮龜甲反烏頭
蜀漆括樓爲使惡貫衆
虎掌蜀漆爲使畏莽草

狼牙蕪荑爲使惡棗肌地榆

常山畏玉札

白及紫石英爲使惡理石李核仁杏仁

白斂代赭爲使反烏頭

雚菌得酒良畏雞子

蕳茹甘草爲使惡麥門冬

藎草畏鼠婦

夏枯草土瓜爲使

狼毒大豆爲使惡麥句薑

鬼臼畏衣

木藥上部

茯苓茯神馬閒爲使惡白斂畏牡蒙地楡雄

黄秦芃龜甲

杜仲惡蛇蜕元參

柏實牡蠣桂心瓜子爲使畏菊花羊蹄諸石

麪麴

乾漆半夏爲使畏雞子

蔓荆子惡烏頭石膏

五加皮遠志爲使畏蛇皮元參

蘗木惡乾漆

辛夷芎藭爲使惡五石脂畏昌蒲蒲黄黄連

石膏黄環

酸棗仁惡防已

槐子景天爲使

牡荊實防已爲使惡石膏

木藥中部

厚朴乾薑爲使惡澤瀉寒水石消石

山茱萸蓼實爲使惡桔梗防風防已

吳茱萸蓼實爲使惡丹參消石白堊畏紫石英

秦皮大戟爲使惡茱萸

占斯解狼毒毒

梔子解躑躅毒

秦椒惡括樓防葵畏雌黄

桑根白皮續斷桂心麻子爲使

木藥下部

黄環鳶尾爲使惡茯苓防已

石南五加皮爲使

巴豆芫花爲使惡蘘草畏大黄黄連藜蘆殺

班猫毒

欒華决明爲使

蜀椒杏仁爲使畏款冬

溲疏漏蘆爲使

皁莢柏實爲使惡麥門冬畏空青人參苦參

雷丸荔實厚朴爲使惡葛根

獸上部

龍骨得人參牛黄良畏石膏

龍角畏乾漆蜀椒理石

牛黄人參爲使惡龍骨地黄龍膽蜚蠊畏牛

膝

白膠得火良畏大黄

阿膠得火良畏大黄

獸中部

犀角松脂爲使惡雚菌雷丸

羖羊角菟絲子爲使

鹿茸麻勃爲使

鹿角杜仲爲使

獸下部

麋脂畏大黄

伏翼莧實雲實爲使

天鼠屎惡白斂白微

蟲魚上部

蜜蠟惡芫花齊蛤

蜂子畏黄芩芍藥牡蠣

牡蠣貝母爲使得甘草牛膝遠志蛇牀良惡

麻黄吴茱萸辛夷桑螵蛸畏旋復花

海蛤蜀漆爲使畏狗膽甘遂芫花

龜甲惡沙參蜚蠊

蟲魚中部

蝟皮得酒良畏桔梗麥門冬

蜥蜴惡硫黄班猫蕪荑

露蜂房惡乾薑丹參黄芩芍藥牡蠣

䗪蟲畏皁莢昌蒲

蠐螬蜚蠊爲使惡附子

鼈甲惡礬石

蟹殺莨菪毒漆毒

鮀魚甲蜀漆爲使畏狗膽甘遂芫花

烏賊魚骨惡白斂白及

蠡魚下部

蜣螂畏羊角石膏

蛇蛻畏磁石及酒

班猫馬刀爲使畏巴豆丹參空青惡膚青

虵膽惡甘草

馬刀得水良

巢上部

大棗殺烏頭毒

果下部

杏仁得火良惡黄耆黄芩葛根解錫胡粉毒

畏蘘草

菜上部

冬葵子黄芩爲使

葱實解藜蘆毒

米上部

麻蕡麻子畏牡蠣白微惡茯苓

米中部

大豆及黄卷惡五參龍膽得前胡烏喙杏仁

牡蠣良殺烏頭毒

大麥蜜爲使

右二百三十一種有相制使其餘皆無

四種續添案當

云三十五種

立冬之日菊卷柏先生時爲陽起石桑螵蛸

凡十物使主二百草爲之長

立春之日木蘭射干先生爲柴胡半夏使主

頭痛四十五節

立夏之日蜚蠊先生爲人參茯苓使主腹中

七節保神守中

夏至之日豕首茱萸先生爲牡蠣烏喙使主

四肢三十二節

立秋之日白芷防風先生爲細辛蜀漆使主腎背二十四節原注右此五條出藥對中義旨淵深非俗所究雖莫可遵用而是主統之本故亦載之

補遺

栝樓葉似瓜葉形兩兩相值蔓延青黑色六月華七月實如瓜瓣爾雅釋草疏引本草

燕麥生故墟野林下苗似小麥而弱實似穬麥而細在處亦有之爾雅同上案證類本草雀麥是黑字

薺味甘人取其葉作菹及羹亦佳爾雅同上案證類

本草齊是黑字

杜衡味辛香人衣體爾雅釋草釋文引本草案證類本草杜衡是黑字

石芸一名螫烈一名顧喙爾雅釋草疏引本草御覽九百八十二引作吳氏本草顧作傾案證類本草載有名未用種內

蜚厲蟲也爾雅釋蟲疏引本草

鸛骨味甘無毒治鬼蟲諸疰五尸心腹疾御覽九百二十五引神農本草案證類本草鸛骨是黑字

芫青春食芫華故云芫青秋爲地膽黑頭赤

尾味辛有毒主蟲毒風注秋食葛華故名之爲葛上亭長御覽九百五十一引本草經

桑根旁行出土上者名伏蛇治心痛御覽九百五十五引本草經

桑根白皮是桑樹根上白皮常以四月採或採無時出見地上名馬領勿取毒殺人御覽同上引神農本草

合歡生豫州河內川谷其樹似狗骨樹御覽九百六十引神農本草

石肺一名石肝黑澤有赤文如覆肝置水中即乾主益氣明目生水中御覽九百八十七引本草經　案石肺證類本草載有名未用種內

石脾一名胃石一名腎石赤文主治胃中寒熱御覽同上　案證類本草石脾是黑字

青石脂味酸平無毒主養肝膽氣赤石脂味酸無毒養心氣黃石脂味平無毒主養脾氣白石脂味甘無毒主養肺氣黑石脂味甘無毒主養腎氣強陰陽蝕腸泄利御覽同上　案此與證類

本草所載不同

曾青生蜀郡名山其山有銅者曾青出其陽青者銅之精能化金銅御覽九百八十八引本草經

鹿脂近人令人陰痿御覽同上　案證類本草白字有麋脂無鹿脂

貳辟不祥生淮南御覽同上

苦參一名水槐御覽九百九十一引本草經

忍冬味甘久服輕身御覽九百九十引本草經　案證類本草忍冬是黑字

陵若生下濕水中七八月華華紫似金紫草

可以染帛煮沐頭髮卽黑御覽九百九十六引本草經

萱一名忘憂一名宜男一名岐女御覽同案證類本草萱草是黑字

虎嘯風生龍吟雲起磁石引鍼琥珀拾芥漆得蟹而散麻得漆而涌桂得葱而軟樹得桂而枯戎鹽累卵獺膽分杯其氣爽之相關感也李石續博物志九引本草經